さがす・読む・伝える
はじめての医学系情報

監修

大野　智　　島根大学医学部附属病院 臨床研究センター

著

佐藤 正惠　　千葉県済生会習志野病院

北澤 京子　　京都薬科大学

渡邊 清高　　帝京大学医学部内科学講座 腫瘍内科

日本医学出版

序　文

　本書は、「はじめての医学系情報」と題し、医療に関する情報や論文を「さがす」「読む」「伝える」の各シーンにおいて必要となる基本的な知識をまとめたものである。メディアドクター研究会プレセミナーと定例会の内容を中心に各分野の幹事が執筆し、医療や臨床研究に関する情報発信の専門家である島根大学の大野智先生に監修をお願いした。

　「メディアドクター」とは、医学・医療に関する報道の質の向上を目指す活動で、日本では 2007 年に始まった。一見難しい医学研究や医療に関する情報について、相互理解と対話を広げる機会を提供している。本書は、信頼できる医学研究や医療に関する情報を「さがす」「読む」「伝える」メディアドクター研究会の活動をご紹介しながら、定例会で使用している評価指標や、そこで繰り広げられている議論のエッセンスをまとめることを通じて、医学系情報や論文の見極め方・読み解き方をわかりやすく伝えることを目指した。

　第 1 章「さがす」は、医学系情報や論文を検索するための基礎知識と、検索エンジンや PubMed、医中誌 Web などの主なデータベースの使い方を、具体的な CQ（Clinical Question：クリニカル・クエスチョン）をもとに学ぶ。

　第 2 章「読む」では、学術ジャーナルの歴史を紐解き、21 世紀はじめから主流となったオンライン・ジャーナルと Open Access（オープン・アクセス）をめぐる，知っておきたい話題を紹介するとともに、論文を選び、読む上で必要な知識である研究デザインや考え方、注意点について詳しく解説する。

　第 3 章「伝える」では、「メディアドクター研究会」の活動を紹介し、健康・医療情報を吟味するための「メディアドクター指標」について，具体例や関連情報を交えながら述べる。

想定する読者層として、はじめて医学系論文に関わる方々、すなわち大学生・大学院生、医療従事者、医療担当記者・ジャーナリスト、医学図書館員、健康・医療情報を担当する公共図書館員、患者支援者、ヘルスサイエンス系企業関係者、信頼できる医療情報を得たい市民等を対象としている。本書が読者のヘルスリテラシーと情報リテラシー向上の一助となれば幸いである。

　メディアドクター研究会（http://mediadoctor.jp/）では、「医学系論文の探し方や読み解き方」をテーマにしたセミナーや最近の医学研究や医療健康報道をテーマにした定例会を定期的に開催している。関心のある方はぜひ定例会にもご参加いただきたい。

　最後に、メディアドクター研究会にご参加の皆様，また本書の出版にお力添えをいただいた株式会社日本医学出版の渡部新太郎氏に謝意を表します。

2023 年 3 月
執筆者一同

目　　次

1 さがす

医学系論文検索の基礎知識（佐藤 正惠）

2 読む

1．学術ジャーナルの歴史と現在（佐藤 正惠）

2. 論文の選び方・読み方（北澤 京子）

3 伝える

健康と医療情報を吟味する「メディアドクター指標」（渡邊 清高）

1 医学系論文検索の基礎知識

佐藤　正惠

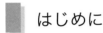 はじめに

　第1章では、医学系論文を検索するための基本的な知識について解説する。何か調べたい時、スマートフォンやパソコンでインターネット上の検索エンジンを使い「ググる」ことが多いだろう。まずは情報を探す際のポイント「かちもない」、そして「6S ピラミッド」で情報源の階層と使い分けを理解しよう。次に一般的な検索エンジンである Google（グーグル）や Yahoo ！ Japan（ヤフー）検索のコツと注意点について述べる。

　医療関連分野の資料は速報性が求められることが多い。そのため、学術ジャーナルは 2000 年頃から電子版での提供が始まり、特に英語論文はオンライン・ジャーナルが主流となっている。論文や資料等の文献を集積し、統制されたキーワード（シソーラス）を付与し、検索できるようにしたものが文献データベースである。文献データベースには分野横断型と主題型があるが、医学系論文の代表的な「医中誌 Web」（イチュウシウェブ）と「PubMed」（パブメド）を中心に、主な文献データベースとその使い方について解説する。さらに、図書館の活用法についてコラムで取り上げた。

　また、第2章「読む」では 6S ピラミッドの階層による医学系論文の選び方、読み方、疑問定型化フォーマット（PICO）やエビデンス・ピラミッド、研究デザインによる論文の特徴について詳しく説明しているので、併せてご参照いただきたい。

リサーチ・クエスチョンを整理する

文献を検索するには「何を知りたいのか」を明確にする必要がある。研究上の疑問を明文化したものがリサーチ・クエスチョンである。医療における臨床上の疑問はクリニカル・クエスチョンと呼ばれる。

実際に検索する前段階として、まずはモヤモヤや漠然とした疑問から情報を整理し定型化するために、疑問を「バックグラウンド・クエスチョン（背景疑問）とフォアグラウンド・クエスチョン（前景疑問）」[1] の2種類に分けて考えるとよいだろう。

たとえば、「COVID-19のワクチンを打つべきか」という疑問では、「バックグラウンド・クエスチョン（背景質問）」としてワクチンの種類、費用、接種場所・申し込み方法、効果と害など、調べてわかる情報を調べる。次に「フォアグラウンド・クエスチョン（前景疑問）」として、個々の選択を行う。

次に、PICO（ピコ）フォーマットで疑問を具体的に整理する。

P（Patient, Problem）誰（何）に：基礎疾患のある高齢の患者が
I（Intervention）何を：COVID-19ワクチンを接種したら
C（Comparison）比較：接種しない場合に比べて
O（Outcome）結果：感染時の重症化を防げるか

PICOについては第2章 第2節「論文の選び方・読み方」（p.50 〜 53 参照）で詳しく解説しているのでお読みいただきたい。

また、聖路加国際大学は、情報を見極めるためのポイントをまとめたキーワード「かちもない」（または「いなかもち」）を提唱している（表1）。

情報を受け取る際には、これら5つのチェックポイントをチェックし、該当しなければ「価値がない」と覚えるとよいだろう。

情報源の階層と「6Sピラミッド」

医学関連情報には図1に示した通り、さまざまな資料がある。専門的な情報と一般的な情報については、明確に線引きされるものではないが、より

表1　質の高い情報を探すポイント「かちもない」

か：書いたのは誰か、発信しているのは誰か？	
→信頼できる専門家または組織か、個人なら所属があやしいかも	
ち：違う情報と比べたか？→ほかの多くの情報とは全く違うかも	
も：元ネタ（根拠）は何か？→引用文献がなければ勝手にいっているだけかも	
な：何のための情報か？→商業目的でしかないかも	
い：いつの情報か？→古くて現在では違うかも	

出典：ヘルスリテラシー：健康を決める力

　　　https://www.healthliteracy.jp/internet/post_10.html

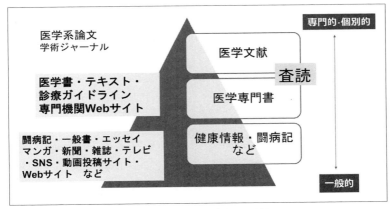

図1　医学関連情報の種類

　信頼性の高い情報を得るためには、論文であれば「査読（さどく）の有無」、一般書であれば「事実と個人の意見が書き分けられているか」に着目することも必要である。

　査読とは、「ピアレビュー（Peer Review）」とも呼ばれる。「ピア」とは仲間や同僚の意味で、論文の内容をその分野の研究者が吟味し、より良い論文にするためのコメントを行い、学術ジャーナルへの掲載の可否を判断する。

　速報性の高い論文から、診療ガイドライン・図書へと編集が進むにつれて、時間的な経過がある。診療ガイドラインとは、「健康に関する重要な課題について、医療利用者と提供者の意思決定を支援するために、システマ

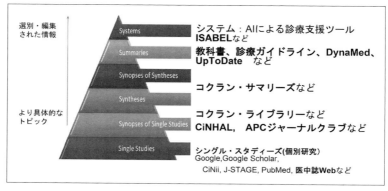

図2　6S ピラミッドと医学系データベース

出典：マクマスター大学図書館（カナダ）https://hslmcmaster.libguides.
com/friendly.php?s=ebm　一部改変（太字は有料データベース）

ティック・レビューによりエビデンス総体を評価し、益と害のバランスを勘
案して、最適と考えられる推奨を提示する文書。」[1] である。すなわち「科
学的根拠に基づき、系統的な手法により作成された推奨を含む文章です。患
者と医療者を支援する目的で作成されており、臨床現場における意思決定の
際に、判断材料の一つとして利用することがあります。診療ガイドライン
は、医療者の経験を否定するものではありません。またガイドラインに示さ
れるのは一般的な診療方法であるため、必ずしも個々の患者の状況に当ては
まるとは限りません」[1] という点には注意が必要である。

　医学系論文に限らず、より信頼性の高い情報を探すためには、教科書や
診療ガイドライン等の図書（書籍）や、学術論文や学会報告等を蓄積した
データベース等の情報源を活用することがより良い情報収集につながる。情
報源にはさまざまな種類があるが、選別と編集の階層を示したものが「6S
ピラミッド」である。カナダのマクマスター大学医学図書館が提唱したもの
で、図２に日本で使われる情報源を示した。第２章のコラム「6S ピラミッ
ドと診療ガイドライン」でオリジナルを紹介している（p.79 〜 81 参照）。

　１段目のシングル・スタディーズ（個別研究）は、個々の論文のことであ

る。「医中誌 Web」「PubMed」「J-STAGE」「CiNii」などの文献データベースでは、個々の研究論文を検索することができる。上段に行くにつれ、「コクラン・ライブラリー」「APC ジャーナルクラブ」など、選別され編集された情報源となる。さらに編集が進むと、診療ガイドラインや教科書等のように、専門家がシングル・スタディーズの論文を元に選別・編集し、まとめられた形として提供される。書籍等は編集により時間的な経過があるため、最新情報を知るにはシングル・スタディーズの個別論文を検索することが必要となる。

特に COVID-19 パンデミック時には速報性が求められたため、査読前の投稿論文（プレプリント）を、オープンアクセス（無料公開）である「バイオ・アーカイブ」（bioRxiv、X はギリシャ語のカイ . https://www.biorxiv.org/）等のプレプリント・サーバーに投稿する動きも加速した。余談だが、物理学分野では査読のある学術ジャーナルより「アーカイブ」（arXiv、https://arxiv.org/）というプレプリント・サーバーに投稿することが主流となっている。ポアンカレ予想で知られるペレルマンの論文も arXiv に投稿されている。

検索エンジン：Google（グーグル）と Yahoo ！ Japan（ヤフー）、Google Scholar（グーグル・スカラー）

Google（グーグル）と Yahoo ！ Japan（ヤフー）は代表的な検索エンジンである。パソコンやタブレット、スマホ（スマートフォン）を使ってグーグルやヤフーで検索する人は多い。情報を調べることを「ググる」と表現することもある。非常に便利で日常的に使われるが、検索にはコツと注意点がある。

検索エンジンは、「クローラー」というロボット型プログラムがインターネット上の Web サイトを巡回して情報を収集し、インデックスを作成する仕組みである。Web サイト間のリンクをたどっていくので、どこからもリ

ンクがない Web サイトは収集されにくい。また、クローラーをブロックする指示が Web サイトの HTML 構文に書かれていれば収集されない。したがって、インターネット上の Web サイトですべての情報を収集できるわけではない。

さらに、AI を用いたパーソナライズ機能により、検索する人に合わせて、異なる検索結果を表示していることには注意が必要である。これは「フィルターバブル」や「エコーチャンバー現象」と呼ばれる。自分の好みに合う検索結果が選別されて上位に表示されるため、あたかも音響室で自分の声が反響するような状態で、視野が狭くなる状態をいう。さらに深刻なのが「サイバー・コンドリア」である。これは Cyber + Hypochondria（心気症）の造語で、インターネットの Web サイト検索に依存しすぎ、冷静で客観的な判断ができなくなる状態を指す。2000 年頃から事例が報告されるようになり、COVID-19 の流行とともに論文数が増加している。検索エンジンは同義語や関連語に関するシソーラス（統制されたキーワード）は持たないため、検索もれが生じやすい。クローラーが収集したデータは査読されず、常に広告が上位に掲載される。

グーグルの検索窓は一つなので、通常は思いついた言葉を入力して検索することが多い。だが、たとえば「肺がん治療」と入力して検索すると、自動的に「形態素解析（けいたいそかいせき）」が行われ、「肺 / がん / 治療」のように単語を分解して AND 検索を行う。これが検索エンジンの便利なところであり、またノイズ（不要な検索結果）のもとにもなる。

また、「ストップワード」という検索対象に含まない機能もある。
・日本語では「で」「が」などの助詞、＆、＊などの記号
　例）「乳がんの治療」の「の」は検索されない。
・英語では助詞、助動詞、前置詞、冠詞、副詞
　（a、by、for、if、no、of、on、the、to、with、how、where など）

この仕組みを理解しておくと、ほかのデータベースを検索する際もよりス

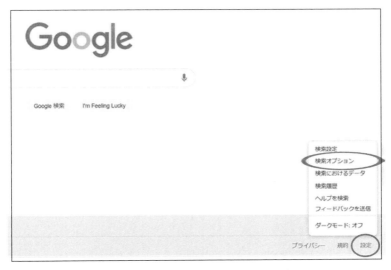

図3　グーグル　「設定」→「検索オプション」

マートな検索ができるだろう。

　次に「検索オプション」を用いた詳細検索を紹介する。グーグル検索では、「G」マークのアプリでなく"Google.com"パソコン版のグーグルでこの詳細検索メニューが出る。パソコンの場合はグーグルのトップページの右下、スマホの場合は一番下に画面スクロールすると「設定」という小さな文字がみえる。ここをクリック（またはタップ）すると、サブメニューが現れる（図3）。

　サブメニュー「検索オプション」をクリック（タップ）すると、たとえば以下のように詳細な検索方法を指定できる。

・AND 検索：複数の検索キーワードの間にスペースを入力する（例：肺がん　治療）

・語順も含め完全一致（フレーズ検索）：キーワードをダブルクォーテーション（半角の二重引用符）で囲む（例："肺がん治療"）

・いずれかのキーワードを含む：キーワードとキーワードの間に OR を挿

入する（例：肺癌 OR 肺腫瘍 OR 肺がん）
・含めないキーワード：検索から除外するキーワードの先頭に半角マイナス
　記号（-）を付ける（例：肝炎 -c 型）
・数値の範囲：2つの数値の間にピリオドを2つ挿入し、単位を付記する
　（例：5..15 kg、¥300..¥500、2020年1月..2021年7月　感染者数）
・単語がタイトルに入っているWebサイトを探すには、intitle: を検索語の
　前に付ける（例：intitle:COVID-19 ）
・複数の単語がタイトルに入っているWebサイトを探すには、allintitle: を
　検索語の前に付ける（例：allintitle:COVID-19　ワクチン）
・ファイル形式で探す：ファイルの拡張子を指定する（例："腹腔鏡下手術
　合併症"　filetype:pdf）
　＊Wordファイルは .doc .docx、Excelファイルは .xlsx 、パワーポイン
　　トファイルは .pptx、画像は .png .jpg 等を指定する
・日本政府または国の機関のWebサイトに限定する（例："腹腔鏡手
　術"　site:go.jp）
　＊大学・研究機関は ac.jp、米国政府機関は .gov、学校は ed.jp、団体は
　　or.jp .org、企業は co.jp .com 等を指定する

　上記のタグを組み合わせて、グーグルの検索窓に直接、検索式を入力する
ことができる。統計類や論文は、インターネット上ではPDFファイルで公
開されることが多いため、ファイルタイプをPDFで指定するとよい。

例）2021 ～ 2022年の社会保障給付費を調べる（政府統計）
"社会保障給付費"　site:go.jp　filetype:pdf　2021..2022年

　グーグル検索については、目的がある程度はっきりしている場合は、上記
のように検索式を入力することも有効だが、検索結果からの絞り込み検索
（二次検索）も可能である。

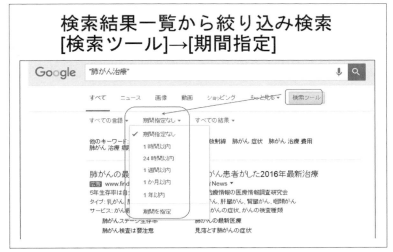

図4　グーグル　ツールバーからの絞り込み検索

　冒頭で説明した、パソコン版の Web サイト Google.com で検索すると、結果一覧の上部にメニューバーが表示され、右にスクロールすると「ツール」がある。ここから、「期間指定」「完全一致」「言語指定」に絞り込むことができる（図4）。

　ヤフー・ジャパンは、2010 年ごろにグーグルの検索エンジンに切り替えた。トップページの「検索設定」「条件設定」から、グーグルと同様に詳細検索ができる（図5）。

　個人の履歴情報に関しては、グーグルのトップページ「設定」メニューの「検索履歴」で確認できる（図3）。

　また、個人情報を収集しないとうたっている「DuckDuckGo（https://duckduckgo.com/）」などの検索エンジンも登場している。

　グーグル・スカラー（図6）は、クローラーが収集したインターネット上の情報の中から、学術関連と判断した Web ページを提示する Web サイトである。内容については、形式が学術論文に沿っていれば収集対象となり、

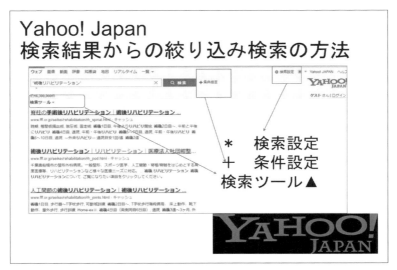

図5　ヤフー・ジャパン　検索設定と条件設定

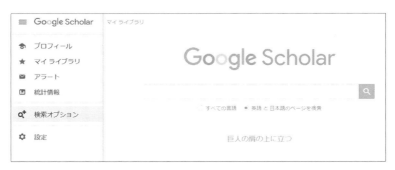

図6　グーグル・スカラー
https://scholar.google.jp/

内容の査読は行われていない。

　トップページに書かれた「巨人の肩の上に立つ」とは、ニュートンが引用して有名になった言葉で「科学は先行研究の上に成り立つ」という意味で使われる。

さがす
医学系論文検索の基礎知識

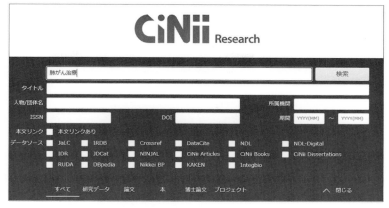

図7　CiNii　詳細検索画面
https://cir.nii.ac.jp/

　グーグル・スカラーの「検索オプション」を使用すると、ジャーナル名や
著者名、発行年などで詳細検索ができ、学術情報を探すにはグーグル検索エ
ンジンよりノイズが少ない。ただし、グーグルと同様にシソーラス機能はな
いので、網羅的な検索にはキーワードのOR検索が必要となる。

文献データベース：CiNii Reserch　（サイニィ・リサーチ）

　CiNii（https://cir.nii.ac.jp/）（図7）は、日本の文部科学省の関連機関で
ある大学共同利用機関法人 情報・システム研究機構 国立情報学研究所
（NII：National Institute of Information）が運営するデータベースである。
医学系以外の全分野の文献、外部連携機関、機関リポジトリ等の研究デー
タ、KAKENの研究プロジェクト情報などを含めて、シンプルなインター
フェースから気軽に横断検索することができる。

　書籍や博士論文も同時に検索できるため、分野横断的に情報を得たい場合
に活用できる。さらに大学図書館の所蔵状況もみられる（図8）。所属機関
に図書館があり司書がいれば、図書借用や文献複写依頼を相談するとよいだ

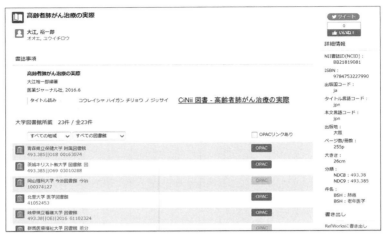

図8　CiNii　大学図書館所蔵状況
https://ci.nii.ac.jp/ncid/BB21819081?l=ja

ろう。図書館間のネットワークによる相互貸借制度を利用できる場合がある。

 ## 文献データベース：J-STAGE（ジェイ・ステージ）

　J-STAGE（https://www.jstage.jst.go.jp/）は、文部科学省所管の国立研究開発法人科学技術振興機構（JST）が運営する電子ジャーナルの無料公開システムである。「日本から発表される科学技術（人文科学・社会科学を含む）情報の迅速な流通と国際情報発信力の強化、オープンアクセスの推進を目指し、学協会や研究機関等における科学技術刊行物の発行を支援」しており、2022年現在、国内の1,500を超える発行機関、3,000誌以上のジャーナルや会議録等の刊行物を収載している。

文献データベース：医中誌Web（イチュウシウェブ）

明治時代に内科医の尼子四郎により創刊された「醫學中央雑誌」が前身。日本が世界に誇る日本の医学系および周辺分野の文献データベースであり、有料契約が必要である。収載論文数は 1,500 万件を超えた（2022 年 8 月）。現在は NPO 法人医学中央雑誌刊行会が制作・運営している。

日本の医学系大学図書館はほぼすべてが契約している。公共図書館でも契約し市民が利用できるところがあり、リストは医中誌刊行会の Web サイト（https://www.jamas.or.jp/）に掲載されている。

2023 年 3 月に「OLD 医中誌プロジェクト」が完了し、1903 年創刊まで収載された。

【医中誌 Web 概要】

・提供元：医学中央雑誌刊行会
・収録年数：1903 年〜（OLD 医中誌データ含む）
・採択対象誌：国内発行延べ約 7,800 誌（現在継続約 4,000 誌）
・データ収録件数：15,723,801 件（2023 年 3 月 10 日現在）
　年間追加件数：358,347 件（2022 年更新分）
・更新：月 2 回（1 日、16 日）
・収録分野：医学、薬学、看護学、獣医学、および関連領域
・収録対象：原著論文、症例報告、総説、解説、学会抄録、会議録（学会発表抄録）
・参照可能データ：論文名、著者名、収録誌、抄録、参考文献、シソーラス

【医学中央雑誌の沿革】

・1903 年　尼子四郎によって創刊
　　　　国立国会図書館デジタルコレクションで無料公開されている（図 9）
　　　　https://dl.ndl.go.jp/pid/1866385
・1992 年　CD-ROM の提供を開始

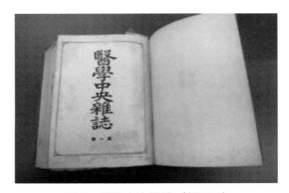

図9　醫學中央雜誌（創刊号）

・2000 年　インターネットによる提供を開始
・2002 年　紙媒体での提供が終了
・2006 年　CD-ROM の提供が終了
・2022 年 4 月「医中誌 Web」フルバージョンアップ

　グーグルなどの検索エンジンに比べ、医学系データベースの大きな特徴の一つは、シソーラス（統制されたキーワード）辞書機能があることだ。医学系論文の検索では、専門用語の選択が重要である。医中誌 Web は検索ボックスに思いついた言葉を入力して検索しても自動的にシソーラスに導かれる仕組みとなっているが、シソーラス・ブラウザを使って検索すると、より確実・的確な結果を得られる。このシソーラス・ブラウザでより正確な用語を知ることで、医中誌 Web 以外の検索エンジンを使う場合も、より専門的な情報へアクセスできるだろう。

　さらに、医中誌シソーラスは、PubMed のシソーラスである MeSH（Medical Subject Headings：メッシュ）と連動して作成されている。シソーラス・ブラウザからは、医中誌 Web 検索ボタンとともに PubMed 検索ボタンが用意されているものもある。

　ただし、文献が収載されてからシソーラスが付与されるまでは日数がかか

る。また、医中誌シソーラスの改訂は 4 年に一度だが、米国立医学図書館
（NLM: National Library of Medicine）が作成する MeSH シソーラスの新設
語は、年 1 回すべて医中誌フリーキーワードとして登録されている。
COVID-19 関連のように緊急性や重要性の高いキーワード等は、NLM が
Supplementary Concept Records として随時登録しており、医中誌フリー
キーワードにも登録される。

　では、リサーチ・クエスチョン（RQ：Research Question）で医中誌
Web を検索してみよう。

RQ ①　ヨーグルトは体によいか？
　まず、PICO に整理して検索の目的を明確にする。
　　P：小児が
　　I：ヨーグルトを食べると
　　C：食べないときに比べて
　　O：腸内環境は整うか

・「統制語」をクリックしてシソーラスを検索する（図 10）。
・統制語「ヨーグルト」をクリック　⇒　「キーワードの詳細情報を見る」
（図 11）　⇒　「メジャー統制語」をクリックする　⇒　主題が「ヨーグル
ト」の文献に絞る。
・次にシソーラス「ヨーグルト」の同義語や副標目（治療的利用）を確認す
る（図 12）。
・検索結果一覧（図 13）で検索式を見ると、［ヨーグルト］/TH
　　［ヨーグルト］がフレーズ検索（完全一致検索）で、シソーラス（TH）
検索されているのがわかる。
・さらに、検索結果から、左側のフィルター（図 14）を使って絞り込み検
索を行う。
　【本文あり】【解説・総説】【小児】をクリック　⇒　「履歴プラス検索」で

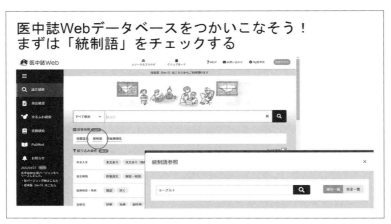

図 10　医中誌 Web　シソーラス（統制語）検索場面

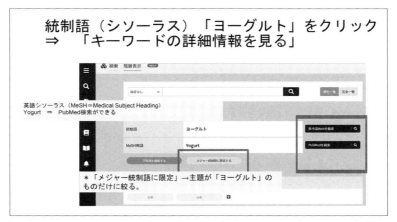

図 11　医中誌 Web　シソーラス「ヨーグルト」の詳細情報

表示された検索結果一覧を確認する。

RQ ②　特定の文献を探す

　書誌事項がわかっている場合は、「書誌確認」メニュー（図 15）に入力

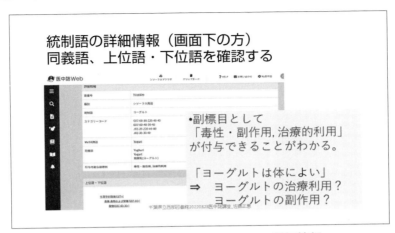

図 12　医中誌 Web　シソーラスの詳細情報
（副標目、同義語、下位語）

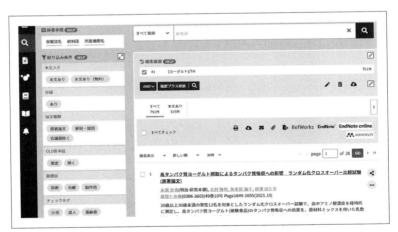

図 13　医中誌 Web　検索結果一覧

する。わかっている情報を少しずつ入力するのがコツである。

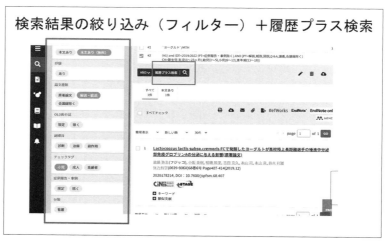

図14　医中誌 Web　検索結果フィルター

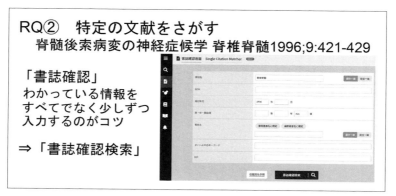

図15　医中誌 Web「書誌確認」メニューで特定の文献を探す

 PubMed（パブメド）

　PubMed（https://pubmed.ncbi.nlm.nih.gov/）は、米国立医学図書館（NLM）が制作・運用する、医学系データベース MEDLINE（メドライン）を含む、周辺領域のデータベースの無料検索プラットフォームである。

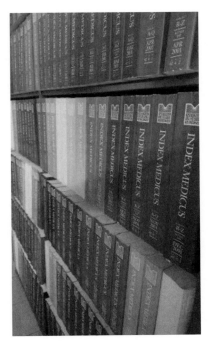

図 16　冊子体の "Index Medicus"

3,000 万件以上の文献情報を収載し、検索件数は 300 万件・250 万人 / 日、閲覧ページ数 900 万ページ / 日という、世界最大の医学系データベースである。PubMed の名称の由来は定かではないが、パブリック・メドライン（市民のための MEDLINE）ともいわれる。

　MEDLINE のルーツは、1879 年に外科医、米国陸軍軍医であるビリングス（J.S.Billings）による索引誌インデックス・メディカス（Index Medicus）である[2]（図 16）。

　1960 年代に、当時の大型コンピューターにより "MEDLARS（Medical Literature Analysis and Retrieval System）" としてデータベース化（有料契約）された。

　1996 年にインターネットが一般に商業化され、1997 年 6 月に当時のクリ

ントン政権ゴア副大統領が臨席しお披露目が行われた。それまで高価な利用契約が必要であった MEDLINE データベースを含む医学系情報がインターネット上無料で公開されるというニュースは世界に驚きを与えた。「MEDLINE とジャズは、アメリカから世界への最大の贈り物」といわれる[3]。

　2016 年に NLM の新館長となったパトリシア・ブレナン（Brennan）氏は、元看護師で工学博士である。［NLM 戦略計画 2017-2027］では、データサイエンス、オープンサイエンスの推進が明記されている（https://www.nlm.nih.gov/pubs/plan/strategic_planning.html）。

　PubMed は 2019 年にインターフェースを含めて大規模リニューアルが行われた[2]。その背景にはモバイルツールでの利用が増加し、検索の 80％以上が 1 ページ以上の結果を表示するが、90％の利用者は 1 ページ目しか見ないという状況がある。そのため、AI 機械学習による適正度ランキングにより、結果表示はそれまでの Most Recent（最新）順から、Best Match（適合度）順へと変更された。MeSH シソーラスの更新など、NLM の最新情報は "NLM Technical Bulletin" でアナウンスされるので、興味のある方は定期的にチェックすることをおすすめする（https://www.nlm.nih.gov/pubs/techbull/）。

　なお、MEDLINE データベースの有料検索プラットフォームとしては、OVID 社、EBSCO 社などがサービスを提供している。「PubMed を始めとするインターネットの公衆回線上で検索クエリーを投げることは情報セキュリティ上のリスクも大きい」[4]との企業情報部門からの指摘もある。検索の目的によっては、PubMed ではなく、ID とパスワードで保護された有料の契約データベース MELDINE を使用する必要がある。

　PubMed は多言語の文献を収集するが、書誌事項は英語に翻訳されて表示される。MeSH シソーラスは、前述の「医中誌 Web」のシソーラス・ブラウザから直接検索できる。日本語で医中誌 Web のシソーラスと MeSH シソーラスを確認しながら、データベース検索に慣れるのも一案だろう。

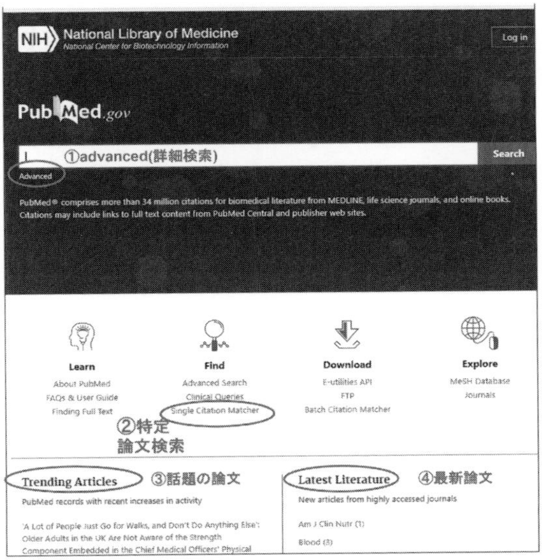

図17　PubMed　トップページ

　次に、初めて PubMed を使う人のために、知っておくと便利なポイント
と検索方法を紹介する。より詳細な歴史や検索については、参考文献[5,6] を
ご参照いただきたい。

　図17は、PubMed のトップページである。グーグルと同様に検索窓一つ
の画面であり、目的をもって初めて検索する人には、逆にわかりにくいかも
しれない。さまざまな検索方法があるが、ここでは PubMed 初心者が知っ
ておくと便利なメニューを紹介する。

① 　アドバンスド・サーチ：詳細検索（図18）。▼をクリックすると検
索項目を選択できる。著者、所属、MeSH（シソーラス）などを指定
⇒ 　単語を入力 ⇒ ［ADD］ ⇒ 　下のクエリーボックスに検索式
が自動的に入力される ⇒ ［Search］で検索。
検索履歴とヒット件数は、クエリーボックスの下に表示される。

② 　シングル・サイテーション・マッチャー：特定論文を探す（図19）。

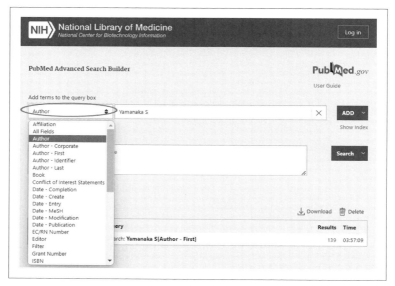

図18　PubMed　アドバンスド・サーチ画面

③　トレンディング・アーティクルズ：話題になっている論文を紹介。

④　レイテスト・アーティクルズ：アクセスの多いジャーナルの最新号掲
　　載論文を紹介。

　③と④は、毎日ざっとブラウズする（眺める）だけでも、医学系の最新情
報が把握できる。英語が苦手という方も、ブラウザのページ翻訳機能や
DeepL 等のオンライン翻訳ツールを使って、日本語で概要を掴み、英語の
本文と対応して読む習慣をつけることで、よく使われる英語医学論文のフ
レーズや論文の型に親しむことができるだろう。

　次に、検索結果の見方を説明する。

検索結果一覧（図 20）

①　各年の論文数棒グラフとフィルター（論文種類、言語、年齢、発行年
　　など）で絞り込み検索を行える。

②　ディスプレイ・オプションは、初期値は「フォーマット：サマリー」

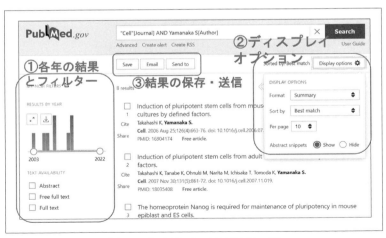

図19　PubMed　シングル・サイテーション・マッチャー検索

図20　PubMed　検索結果一覧

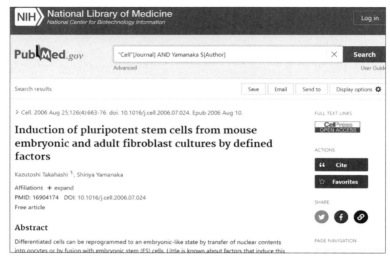

図21　PubMed　検索結果（論文詳細）

「並べ替え：適合度順」「ページあたり表示件数：10件」となっているので、それぞれ「アブストラクト」「発行年順」「100件」のように自分で表示をカスタマイズできる。

③　結果の保存・送信：必要な論文にチェックを入れ、保存（Save）、メール送信（Email）、ファイル保存、EndNote などのサイテーション・マネージャーへ保存（Send To）により検索結果（書誌事項＋抄録など）を保存できる。

　検索結果一覧からタイトルをクリックして表示される、論文詳細画面の一例を図21 に示した。高橋氏と山中氏の Cell 誌に掲載された iPS 細胞に関する論文である。

Cell.2006 Aug 25;126（4）:663-76. doi: 10.1016/j.cell.2006.07.024. Epub 2006 Aug 10. PMID: 16904174 DOI: 10.1016/j.cell.2006.07.024

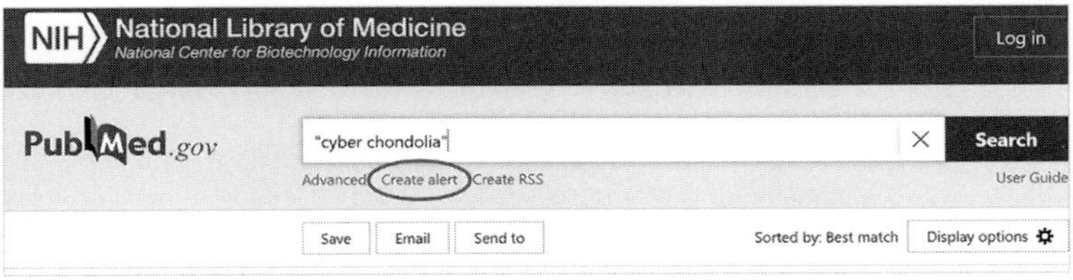

図22　PubMed　Create alert で検索式保存

　書誌事項の意味は以下の通りである。

ジャーナル名（Cell）.2006年8月25日刊行；126巻4号663-676ページ

Epub：電子版には2006年8月10日に掲載された。DOI（Digital Object Identifier）は、電子ジャーナル論文に付与された識別子。PMID：PubMed の文献 ID 番号。

　自分の研究テーマがあれば、PubMed の My NCBI に検索式を登録しておくとよい。該当する文献が追加されると E メールアラートで知らせてくれる。検索後、検索窓の下に表示される "create alert" をクリックし、自分の Google ID や ORCID（オーキッド：研究者データベース ID）等でログインして登録できる（図22）。

Cochrane Reviews（コクラン・レビュー）、 Cochrane Library（コクラン・ライブラリー）

　コクラン（https://www.cochrane.org/）は、6S ピラミッドでは「シノプシス（要約）」に位置するデータベースである。コクランは人名で、英国に本部があり、コクラン共同計画は世界 190 か国の研究者が参加しており、国際的な非営利団体である。コクラン・ライブラリーには現在 7,500 を超えるシステマティック・レビューが掲載されている。システマティック・レビューとは、「ひとつのクリニカル・クエスチョンに設定されたアウトカムごとに複数の研究の結果をまとめ、その結果にあらわれる効果の大きさや結

果の確実性を評価」[7] したものである。

　また、治験に参加した患者と家族のために、臨床試験の結果を平易な言葉で書かれた要約を提供する "Plain Language Summaries（PLSs）" の動きがEU で 2019 年から始まり、各国に広がっている。

【コラム】お気に入りに入れておきたい Web サイト

・がん情報サービス（国立がん研究センター）　https://ganjoho.jp

　がんについての情報収集のファーストチョイス。がん対策基本法に基づき、国と地方自治体は根拠に基づく情報を国民に提供する義務がある。2017 年、根拠のない医療情報 Web サイトが社会問題になったのを機に、国立がん研究センターがグーグル日本法人に申し入れを行った。がんに関する検索がグーグルで行われた場合、検索結果は常にトップ（広告の後の検索結果一覧）にがん情報サービスの Web サイトが表示されるようになった。

・e-JIM（イージム）厚生労働省 統合医療情報発信サイト

　https://www.ejim.ncgg.go.jp/

　「民間療法をはじめとする相補（補完）・代替療法と、どのように向き合い、利用したらよいのかどうかを考えるために、エビデンス（根拠）に基づいた情報を紹介しています。決して個人の責任で実施するさまざまな療法を制限するものではなく、また特定の療法を勧めるものでもありません。」（e-JIM Web サイトより）

　相補（補完）・代替療法とは、近代西洋医学と組み合わせられる各種療法のことで、ハーブやサプリメント、また施術や療法（鍼灸、アーユルヴェーダ、ホメオパシー等）に関する国内外の情報が得られる。さらに情報の信頼性について「情報の見極め方」として、エビデンスの考え

方がわかりやすく解説されている。

・東邦大学・医中誌 診療ガイドライン情報データベース

https://guideline.jamas.or.jp/

東邦大学医学メディアセンターと医中誌刊行会が制作する無料データベース。診療ガイドライン関連の文献が無料公開されている場合、フルテキストへのリンクもある。

・Minds ガイドライン・ライブラリ（マインズ） https://minds.jcqhc.or.jp/

Minds（Medical Information Distribution Service：マインズ）は、公益財団法人日本医療機能評価機構が、2011 年から厚生労働省委託「EBM 普及推進事業」を行っている。①診療ガイドライン作成支援、②診療ガイドライン評価選定・公開、③診療ガイドライン活用促進、④患者・市民支援を事業の柱とし、Web サイトでは患者・市民向けのわかりやすい情報提供や、診療ガイドラインが無料で公開されている。

・学会 Web サイト

たとえば日本整形外科学会（https://www.joa.or.jp/）では、「一般の方へ」のページで、病気や治療法について新しい情報がわかりやすく解説されている。また、専門医を検索することもできる。

・国立研究開発法人 医療基盤・健康・栄養研究所

「健康食品」の安全性・有効性情報 https://hfnet.nibiohn.go.jp/

素材情報データベース等の情報が提供されている。

・MEDLINE Plus（メドラインプラス）https://medlineplus.gov/

1998 年開設。米国立医学図書館（NLM）の専門家が、健康・医療に関するトピックスについて市民向けにわかりやすく解説した Web サイト。英語版とスペイン語版がある。読みやすさに配慮されており、シンプルな英語で書かれている。ブラウザの「日本語に翻訳」機能を使うと、外国語の Web ページも日本語に変換して読むことができる。

【コラム】図書館と司書の活用法

　本章で説明した文献データベースはごく一部である。ご所属の機関に図書館があれば、文献データベースや各種情報源の最新情報や使い方について、図書館司書に相談することをおすすめしたい。集めた文献の管理ツール（EndNote、Refworks 等）についての情報も得られるだろう。

　図書館司書の重要な業務として、図書やジャーナルなどの情報資源の管理だけでなく、レファレンス（参考調査）やレフェラルサービス（情報を持つ機関や図書館を紹介する業務）がある。地域医療支援病院には、医療法第 22 条で地域医療従事者のための共同施設として図書室の設置が義務付けられている。所属機関に図書館司書がいなければ、お住まいの都道府県立図書館のレファレンス担当者にメールや電話でも相談することができる。公共図書館の中には市民の課題解決支援サービスとして健康・医療情報提供に注力し、医中誌 Web を契約し、地域の医学系図書館と連携しているところも増えている。図書館間のネットワークは相互協力により成り立っており、個人では利用ができない大学や研究機関の図書館、国立国会図書館の資料の利用についても相談できるだろう。国立国会図書館の「レファレンス協同データベース」（https://crd.ndl.go.jp/reference/）には、全国の図書館に寄せられる質問（レファレンス）とその回答が蓄積されている。

　図書館は複数の情報源を比べることができ、新たな世界や情報へのドアを開いてくれる場であり、図書館司書はドアノブのような存在だ。図書館と司書は利用者により育てられる。図書館の情報資源だけでなく、人的資源としての司書もご活用いただきたい。

参考文献

1) 相原守夫ほか（監修）：医学文献ユーザーズガイド　根拠に基づく診療のマニュアル第2版. 2010；凸版メディア.

2) 山口直比古：Index Medicus から PubMed まで 医学文献索引の発展. 2022；日本医学図書館協会.

3) Smith R：Britain's gift: a "Medline" of synthesised evidence. BMJ 2001；323：1437-1438

4) 藤島嘉幸：企業からみた PubMed. 情報の科学と技術 2010；60：284-288

5) 小島原典子、河合富士美：PICO からはじめる医学文献検索のすすめ. 2019；南江堂.

6) 大崎　泉、成田ナツキ：図解 PubMed の使い方 インターネットで医学文献を探す 第8版. 2022；日本医学図書館協会.

7) Minds ガイドライン・ライブラリ：https://minds.jcqhc.or.jp/s/about_guideline

2-1 学術ジャーナルの歴史と現在

佐 藤 正 惠

はじめに

第2章では、第1節で学術ジャーナルの歴史とオンライン・ジャーナルの基礎知識として、著作権（クリエイティブ・コモンズ）、論文投稿料（APC：Article Publishing Charge）、論文評価指標、ハゲタカジャーナル、さまざまなオンライン研究者コミュニティについて2022年の状況を述べる。

第2節では、論文の選び方、読み方を具体的に解説する。PICOフォーマットやエビデンス・ピラミッド、研究デザインによる論文の特徴を知り、理解を深めてほしい。

医学系学術ジャーナルの歴史

第1章で述べたように、2000年代にオンライン・ジャーナルが主流になり、それまでの数世紀にわたる学術流通の様相は一変した。ただし研究者間の学術コミュニケーションは手段が紙媒体からデジタルへ変化したものの、基本的な考え方は変わらない。

学術コミュニケーションの原点は、研究者共同体による成果の公表と共有である。ハーグストロームはこれを「ギフト」と呼んだ[1]。時代とともに、個人のつながりから、学術ジャーナルの登場と商業出版社の隆盛、インターネットによるオープンサイエンス構想へと変化してきた（図1）。

15世紀半ばにグーテンベルクにより活版印刷が発明された。同時期にイ

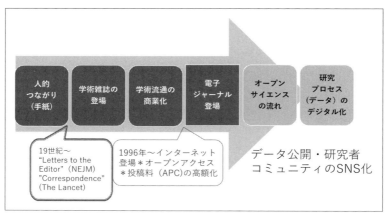

図1　学術コミュニケーションの変遷

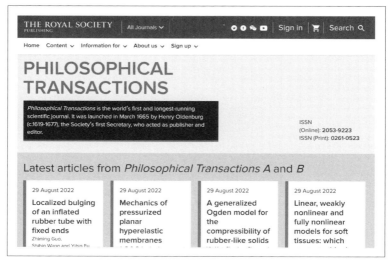

図2　"フィロソフィカル・トランザクション"誌
https://royalsocietypublishing.org/journal/rstl

ギリスのケンブリッジ大学に出版局が作られた。世界初の学術ジャーナル
は、1665年フランスの"ジュルナル・デ・サヴァン"と言われる[2]が、数
カ月遅れて"フィロソフィカル・トランザクション・オブ・ロイヤルソサイ

エティ・オブ・ロンドン"(ロンドン王立協会による哲学紀要)が登場し、現在も継続中である。Web サイトのトップページ(図2)には、「Philosophical Transactions は、世界初かつ最も長く運営されている科学雑誌である。1665 年3月、協会の初代書記ヘンリー・オルデンバーグ(1619 年頃-1677 年)が出版者兼編集者として活動した。」と書かれている[3]。

それまで学術において新たな知見や情報を伝える主な手段は個人にあてた手紙であった。研究者は編集長へ手紙を書き、編集者は手紙を編集し、ジャーナルとして報知された。現在も伝統的な医学ジャーナルである"ニューイングランド・ジャーナル・オブ・メディスン"(NEJM)や"ランセット"などには、"Letters to the editor"(編集者への手紙)や"Correspondence"(通信、手紙)というコンテンツとして残っている。

学術ジャーナルは従来、主に学会の研究者により刊行されてきたが、次第に情報量が増えて対応が困難となり、商業出版社に委託するようになった。18 世紀終わりから 19 世紀にかけて、テイラー&フランシス、マグロウヒル、ウォルターズ・クルワー、エルゼビアなどの大手商業出版社が登場した。これらの多くは現在オランダに拠点を持つが、これにはかつて学術の中心だったドイツにおける第二次世界大戦前後のナチスの政策から人々がオランダに逃れたという経緯がある。

医学系では、1879 年にアメリカの外科医で、のちに初代の米国立医学図書館長であるビリングスにより、"インデックス・メディカス(Index Medicus)"が創刊された[4]。これはのちにメドライン(MEDLINE)データベースに発展し、1996 年からパブメド(PubMed)として公開され、世界中で利用されている。

日本では、1903 年に内科医の尼子四郎により「醫學中央雑誌」が創刊された。医中誌刊行会は、現在「医中誌 Web」データベースを提供している。明治期の「醫學中央雑誌」は国立国会図書館のデジタルコレクション(https://dl.ndl.go.jp/pid/1866385)で無料公開されている(PubMed、医中誌の沿革と Web 検索方法については第 1 章 p.13 ~ 25 参照)。

学術ジャーナル等の定期刊行物は、図書館では逐次刊行物（ちくじかんこうぶつ）と呼ばれ、ジャーナルのボリューム（巻）・ナンバー（号）、または通巻号、ISSN（アイエスエスエヌ：International Standard Serial Number：国際逐次刊行物番号；1971 年に ISO3297 規格）により同定される。1990 年代には学会が中心となり、CD-ROM などの媒体でも提供されるようになった。

■ オンライン・ジャーナルの誕生

　インターネットが登場した 1996 年頃より，海外の大手出版社からオンライン・ジャーナルが登場し、2000 年頃から急速に普及した。これはいわばグーテンベルク以来の技術革新であり、その後 20 年余の間に目まぐるしい変化が生じている。

　オンライン・ジャーナルの誕生後は、次第に大手出版社による寡占状態となり、商業主義が指摘されるようになった。ジャーナル包括契約（ビッグ・ディール）のビジネスモデルは、メリットとしてはオンライン・ジャーナルが大学図書館などに普及するきっかけとなった一方で、デメリットとして、市場競争の少なさからの購読料高騰に加えて、研究者の投稿料（APC：Article Publishing Charge、後述）の負担など、シリアルズ・クライシスと呼ばれる図書館や研究機関の学術情報経費への圧迫が社会問題となった。

　そのため、学術コミュニケーションの原点に立ち返り、論文を無料公開・共有するためのオープン・アクセス・ジャーナル（OAJ：Open Access Journal）が登場した。2001 年にブダペスト・オープンアクセス・イニシアティブ（BOAI：Budapest Open Access Initiative）が設立され、研究者、大学、研究所、図書館、財団、ジャーナル出版社など学術情報に関わるステークホルダーの有志により、インターネットにアクセスできる人なら誰でも研究を無料で利用できるようにし、科学、医学、健康の進歩を促進するための宣言とガイドラインが提唱されている。BOAI は、オープンアクセス達成の方法について、研究者によるセルフアーカイブ（グリーン OA）と、ゴールド OA を提示している。OAJ とは、無料で閲覧でき、さらに著者の

設定した条件のもと再利用ができる論文である。以下にOAの種類を挙げる。

■ゴールド（ゴールドOA、ゴールドロード）
購読料不要のOAJに掲載された学術論文。著者が論文掲載料を支払う。

■グリーン（グリーンOA、グリーンロード）
購読料が必要なジャーナルに掲載された論文のうち、著者が自ら公開（機関リポジトリ等）した論文。情報解禁日や掲載される版については条件が異なるので注意が必要。

■ハイブリッド（ハイブリッドOA）
購読誌に掲載された論文のうち、著者が支払いを選択し、大学や図書館なども含む読者が無料で閲覧可能とした論文。

■ブロンズ（ブロンズOA）
出版社のWebサイトで無料閲覧できるものの、許諾条件が公開されていない論文。出版社の裁量により、一時的に公開される（たとえば、ノーベル賞受賞者の論文を一時的に公開するなど）。読者が再利用することはできない。

■遅延型（エンバーゴOA）
購読誌に掲載された論文のうち、一定の待機期間を経て公開される論文。

　OAの要件として、著者自身がその著作についてどの程度再利用を許すかを表明する。これをクリエイティブ・コモンズ（CC）・ライセンスといい、次項で説明する。

オンライン・ジャーナルと著作権：クリエイティブ・コモンズ（CC）・ライセンス

　クリエイティブ・コモンズ・ジャパンのWebサイトには、「クリエイティブ・コモンズは、クリエイティブ・コモンズ・ライセンス（CCライセンス）を提供している国際的非営利組織とそのプロジェクトの総称である。CCライセンスとはインターネット時代のための新しい著作権ルールで、作

品を公開する作者が『この条件を守れば私の作品を自由に使って構いません。』という意思表示をするためのツールです。」と説明されている。

　論文に以下のいずれかのマークがついていれば、その条件に従って論文を再利用することができる（図3）。

　CCライセンスの種類と条件は以下のとおりである。論文や著作を引用する際は、条件を確認する必要がある。

■ CC-BY【表示】原作者のクレジット（氏名、作品タイトルなど）を表示することを主な条件とし、改変はもちろん、営利目的での二次利用も許可される最も自由度の高いCCライセンス。

■ CC-BY-SA【表示―継承】原作者のクレジット（氏名、作品タイトルなど）を表示し、改変した場合には元の作品と同じCCライセンス（このライセンス）で公開することを主な条件に、営利目的での二次利用も許可されるCCライセンス。

■ CC-BY-ND【表示―改変禁止】原作者のクレジット（氏名、作品タイトルなど）を表示し、かつ元の作品を改変しないことを主な条件に、営利目的での利用（転載、コピー、共有）が行えるCCライセンス。

■ CC-BY-NC-SA【表示―非営利―継承】原作者のクレジット（氏名、作品タイトルなど）を表示し、かつ非営利目的に限り、また改変を行った際には

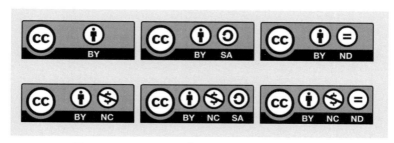

図3　クリエイティブ・コモンズ・ライセンス
https://creativecommons.jp/licenses/

元の作品と同じ組み合わせの CC ライセンスで公開することを主な条件に、改変したり再配布したりすることができる CC ライセンス。

■ CC-BY-NC-ND【表示―非営利―改変禁止】原作者のクレジット（氏名、作品タイトルなど）を表示し、かつ非営利目的であり、そして元の作品を改変しないことを主な条件に、作品を自由に再配布できる CC ライセンス。

オンライン・ジャーナルと論文投稿料 （APC：Article Publishing Charge）

　オンライン・ジャーナルでの論文は、HTML 版と PDF 版で提供される。メタデータ付与など、デジタル化による作業工程の増加から、APC（アーティクル・パブリッシング・チャージ：論文加工料）を投稿者から徴収するようになった。APC は出版社やジャーナルによって異なるが、1 論文あたり日本円で 5 万円～ 100 万円以上かかるものもある。

　従来のプリント版では、購読者が料金を払う仕組みだったが、オンライン・ジャーナルでは投稿者が APC を払い、さらにその論文掲載ジャーナルを購読するという二重払い（ダブル・ディッピング）が学術情報のコストを押し上げる要因ともなった。

　そこで、出版社によっては、リード＆パブリッシュ契約、すなわちその出版社のジャーナルを購読している機関の研究者には、APC を無料もしくは割引するというビジネスモデルも登場している。また、2020 年頃から「大学図書館あるいは大学図書館コンソーシアムによる、学術雑誌に係る出版者への支払いを購読料からオープンアクセス（OA）出版料に移行させることを意図した転換契約（Transformative Agreement）」[5] が注目を集めている。

論文評価指標

　論文またはジャーナルの評価指標も、OAJ の普及に伴い変化している。以下に主な評価指標を挙げる。

① Impact Factor（IF：インパクト・ファクター）

　1970 年代に、アメリカの科学情報研究所（ISI）の創設者であるガーフィールドにより考案された。自然科学・社会科学分野で利用され、同じ分野のジャーナルを定量的に比較する指標の一つである。過去 2 年間にジャーナルに掲載された論文の引用された回数を元に、毎年発表される。インパクト・ファクターは、以前はトムソン・ロイター社、2016 年からはクラリベイト・アナリティクス社が論文データベース「Web of Science」のデータを元に計算している。同社は引用される回数の多い論文をもとに、毎年 9 月に「引用栄誉賞」を発表し、ノーベル賞予想としてニュースになっている。

　ただし、インパクト・ファクターは分野を超えての評価には適さない。研究者の人事評価には用いられるべきものではなく、あくまで同一分野内でのジャーナルと論文の影響度を測る指標である。

② h-index（エイチ・インデックス）

　物理学者のハーシュにより考案された指標。頭文字をとって h-index（エイチ・インデックス）、h 指標とも呼ばれる。論文数と被引用数を数値化したもので、たとえばある研究者の h 指標が 5 の場合、その研究者が書いた論文のうち 5 回引用されたものが 5 本ある。ただし、論文生産量は分野によって異なるため、同分野内で使用される。

　グーグル・スカラーで h-index による「ランキングの高い出版物」を調べることができる（トップページ https://scholar.google.jp/　左上の三本線メニュー（ハンバーガーリスト）から「統計情報」をクリック）。

③ Altmetrics（オルトメトリクス）

　2010 年にオルトメトリクス社（https://www.altmetric.com/）により考案された、論文の影響度を測る指標。"alternative metrics"（オルトネイティブ＝代替＋メトリックス）の造語。一般に、論文が引用されて発表されるまでには時間がかかる。特に速報性が重要な医学系論文では、OAJ のアク

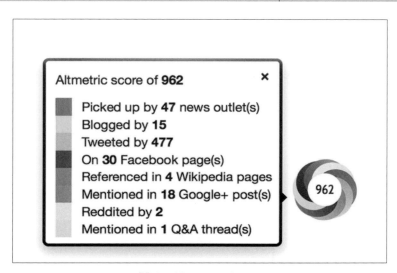

図 4　Altmetric Score
https://www.altmetric.com/audience/institutions

セスやダウンロード回数、SNS でのシェアやマスコミの報道などが、影響
度を測るうえで重要な要素となる。そこで、社会的な影響を数値化し、カラ
フルなドーナツ型で可視化したのがオルトメトリクスである（図 4）。
　オンライン・ジャーナルの論文ページには、オルトメトリクスが掲載され
ていることが多い。

④ PlumX-Metrics（プラムエックス・メトリクス）
　プラムエックス・メトリクス（https://plumanalytics.com/）は引用数、
クリック・ダウンロード数、ブックマーク、ブログなどの影響を花の形に可
視化したもの。オルトメトリクスに似ているが、それぞれの項目が花びらの
大きさで表され、より視覚的である（図 5）。

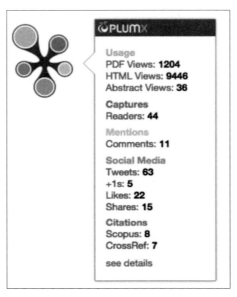

図5　PlumX-Metrics
https://plumanalytics.com/plumx-widget-review/

 ## ハゲタカジャーナル・ハゲタカ学術集会

　オンライン・ジャーナルが増加するにつれ、投稿料金のみを目的とした
「ハゲタカジャーナル（英語では Predatory Journal）」と呼ばれる粗悪な
ジャーナルが登場するようになった。たとえば、以下のような出版社は要注
意である。

・誤解を招く価格設定
　（APC 料金が明確ではない、または見積価格より高額の請求が来るなど）
・編集委員会のメンバーについての不正確な情報
・誤解を招く、不十分な査読プロセス
・投稿を執拗に勧誘するメールが頻繁に届く

　毎日新聞は「特集：ハゲタカジャーナル」という特設 Web サイトを作成し、その実態や背景にある問題について取材を行っている（https://mainichi.jp/predatoryjournal）。

　研究費などの公費でこのような粗悪ジャーナルに投稿料が支払われることに対して、米国立医学図書館（NLM：National Library of Medicine）と親機関である国立衛生学研究所（NIH：National Institute of Health）も危機感を持って、研究者に注意喚起している。

　論文投稿先を見極めるチェックリストとして、"Think Check Submit"（検討・確認・投稿）という Web サイトが公開され、日本語のチェックリストもある（表 1）。

　このリストにも登場する "DOAJ：Directory of Open Access Journals"（https://doaj.org/）は、オープンアクセス・ジャーナル要覧でホワイトリストとも呼ばれる。また、かつて米国の大学図書館員による "Scholary Open Access" 通称 Beall's List と呼ばれる、いわゆるブラックリストも話題になった。ただし、その選択には賛否両論あり、2017 年からほぼ休止している。

　さらに、オンライン会議が主流になるに伴い、参加費徴収を目的とする、準備不十分な「ハゲタカ学術集会」も登場している。

　こちらも "Think Check Attend"（https://thinkcheckattend.org/）という、見分けるためのチェックリストがある。

 ## さまざまなオンライン研究者コミュニティ

　「巨人の肩の上に立つ」と表現されるように、科学は先行研究の上に成り立っている。もとは手紙文化からジャーナルが誕生し、インターネット時代にあって学術情報の流通は複雑化しているが、研究者コミュニティは本来、成果の発表・共有による「ギフト」が基本である。研究者コミュニティは手紙・メールによる論文別刷請求や情報交換から、SNS（ソーシャルネットワーキング・サービス）などのオンライン・コミュニティでの情報共有へと

表1　Think Check Submit チェック表

□ あなたや同僚は、そのジャーナルについて知っていますか。
□ そのジャーナルに投稿された論文を、以前読んだことはありますか。
□ そのジャーナルでは最新の論文を容易に見つけることができますか。
□ 出版社とは、電話、メールや郵便で連絡が取れますか。
□ そのジャーナルは、どのような査読を行うか明白ですか。
□ 論文はあなたの選んだサービスの中で、きちんと索引されていますか。
□ 請求内容は明瞭ですか。
□ そのジャーナルのサイトには、手数料の内容といつ請求されるか、きちんと書かれていますか。
□ 編集委員について、聞いたことがありますか。
□ 編集委員は、そのジャーナルについて自身のウェブサイトに掲載していますか。
□ その出版社は、出版・研究業界の団体やイニシアチブに参加していますか。
□ その出版社は、Committee on Publication Ethics（出版規範委員会 /COPE）に所属していますか。
　− そのジャーナルがオープンアクセスの場合、Directory of Open Access Journals（オープンアクセス学術誌要覧 / DOAJ）にリスト登録されていますか。
　− もしそのジャーナルがオープンアクセスの場合、その出版社は Open Access Scholarly Publishing Association（オープンアクセス学術出版社協会 / OASPA）に所属していますか。
　− そのジャーナルは、International Network for the Availability of Scientific Publications（科学出版物入手のための国際ネットワーク / INASP）のオンラインジャーナルプラットフォーム（バングラデシュ、ネパール、スリランカ、中央アメリカ、モンゴルで出版されたジャーナルの場合）、または African Journals Online（アフリカで出版された場合 / AJOL）にホストして招待されていますか。
□ その出版社は、ほかの業界団体に属していますか。

出典：https://thinkchecksubmit.org/journals/japanese/

変化している[6]。以下に無料で登録できる研究者のための主なSNSを挙げる。

① Researchgate（リサーチゲート）https://www.researchgate.net/
　2008 年に設立され、本部はドイツのベルリンにある。2021 年には 2,000

万人以上の会員が登録している。

② Mendeley（メンデレイ）https://www.mendeley.com/

　Elsevier 社の文献管理ツールに SNS 機能が追加された。メンデレイ（Web 版）で作成した文献リストは、メンデレイのユーザー同士であれば Web 上で共有することができる。

③ Academia.edu（アカデミア・エデュ）https://www.academia.edu/

　アメリカのサンフランシスコを拠点とする。登録者数 1 億人を超える、世界最大の研究者 SNS。2,600 万件以上の論文がアーカイブされている。

④ Researchmap（リサーチマップ）https://researchmap.jp/

　「研究者情報を収集・公開するとともに、研究者等による情報発信の場や研究者等の間の情報交換の場を提供することを目的として、国立研究開発法人科学技術振興機構（JST）が運営するサービス」（https://researchmap.jp/public/terms-of-service）である。

　これらの SNS 上では、世界中の研究者による交流や、自分の論文の引用状況、著作権上許諾を得た論文がアーカイブ（貯蔵）され、研究成果を共有することが可能である。

　次節では、研究成果である論文について、研究デザインや読み方について詳しく解説する。

参考文献

1) Hagstrom WO：The Scientific Community. 1965；Basic Books.
2) 有田正規：学術出版の来た道. 岩波科学ライブラリー 307. 2021；岩波書店.
3) THE ROYAL SOCIETY: Philosophical Transactions. https://

royalsocietypublishing.org/journal/rstl

4）山口直比古：Index Medicus から PubMed まで 医学文献検索の発展. 2022；日本医学図書館協会.

5）尾城孝一：動向レビュー：学術雑誌の転換契約をめぐる動向. カレントアウェアネス 2020；344：CA1977

6）坂東慶太：動向レビュー：研究者 SNS とそこに収録された文献の利用. 情報の科学と技術 2018；68：189-195

読む

2-2 論文の選び方・読み方

北 澤 京 子

なぜ論文を読むのか？

　論文とは「ある問題についての、自分の主張を、なんらかの調査に基づいて、合理的な仕方で根拠づけようとする、一定の長さの文書の集まり」[1]だ。単なる思い付きやロジックが破綻している主張は、論文とは呼べない。

　論文は、研究者の成果そのものであり、その能力と努力の結晶といえる。2020年は、新型コロナウイルス感染症（COVID-19）の世界的流行（パンデミック）を背景に世界中の研究者が精力的に研究を行った結果、1年間で10万報以上ものCOVID-19関連の論文が発表された[2]。

　研究者は、さまざまな調査、実験、臨床試験などを行って得られた事実を基に主張を練り上げ、論文の原稿（manuscript）を学術ジャーナルに投稿する。学術ジャーナルの編集者は受け取った原稿をチェックし、掲載に値しないと判断すれば拒否することもできる。その段階を過ぎると次は、同じ分野の別の研究者が査読（ピアレビュー、p.55参照）し、その結果に応じて原稿が修正される。そうしたプロセスを経て完成された原稿が、晴れて論文として発表される。

　論文は発表されれば終わり、ではない。発表後もほかの研究者がコメントを付けたり、追試をして内容を確認したりする。他人の論文を発展させて新たな論文をまとめることもよくある。そのため、論文が別の論文にどれだけ引用されたかは、その論文の価値を示す指標の一つになる（論文評価指標、

p.37 参照）。

　こうした積み重ねを通じて、次第にその論文の学術的な価値が定まっていく。医学系の論文であれば、学術的な価値と同時に、病気の診断法や治療法の確立、さらには医療政策につながることもある。

　私たちが日頃マスメディアや SNS で目にする健康・医療情報は、論文とは関係なさそうに見えるかもしれない。だが、その情報の大元をたどっていくと、多くの場合、最終的には論文に行きつくことが多い（もちろん、そうでない場合もあるが）。逆にいえば、質の高い論文は、健康・医療情報の確からしさを担保してくれるものといえるだろう。

疑問には 2 種類ある [3]

　「健康や医療に関して、あなたが知りたい疑問を 3 つ挙げてください」。そういわれたら、どんな疑問を思い浮かべるだろうか？

　たとえば、こんな疑問を思い付いたとしよう。

疑問 1 「尋常性疣贅」は何と読むか？

疑問 2 モルヌピラビルは何の薬か？

疑問 3 夕飯を抜けば年末までに 5kg 痩せられるか？

　実は、これらの疑問は 2 種類に分けられる。疑問 1 と疑問 2 は、バックグラウンド（background＝背景）、つまり「すでにわかっていること」に対する疑問であるのに対し、疑問 3 はフォアグラウンド（foreground＝前景）、つまり「将来わかる（かもしれない）こと」に対する疑問だ。バックグラウンドの疑問は「○○とは何か？」（情報・知識）を問う疑問、フォアグラウンドの疑問は「○○すればどうなるか？」（意思決定・行動）を問う疑問と言い換えることができる（図 1）。

　バックグラウンドの疑問とフォアグラウンドの疑問とでは、解決方法が異なる。バックグラウンドの疑問に対する答えは、自分が知らないだけで、すでにわかっているので、辞書や教科書などを調べればよい。ちなみに、尋常性疣贅の読み方は「じんじょうせいゆうぜい」、モルヌピラビルは

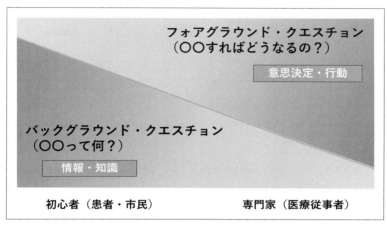

図1 「疑問」の2種類

出典：User's Guides to the Medical Literature：A Manual for
Evidence-Based Clinical Practice, 2nd Edition, 一部改変

COVID-19の薬である。

　一方、フォアグラウンドの疑問に対する答えは、疑問を抱いた時点ではわ
からない。夕飯を抜けば年末までに5kg痩せられるかどうかは、結局のと
ころ「やってみなければわからない」としかいえない。できるのは、過去の
例はどうであったのか、情報を調べて予測をするだけだ。

　患者・市民は、そもそも健康や医療に関して知らないことが多いので、ま
ずはバックグラウンドの疑問を片付けなければならないだろう。日常生活で
はまず使わないような専門用語が少なくないし、初めて受ける検査や治療も
ある。一方、医師をはじめとする医療従事者は、大学で何年も専門教育を受
け、卒業後も修練を積んでいるので、バックグラウンドの疑問についてはお
およそ解決済みだ。ただし、これまで知られていなかった病気、新しく開発
された薬、新たに導入された制度など、バックグラウンドの情報も日々アッ
プデートされるので、キャッチアップする必要はある。

　そのため、医療従事者が解決したい疑問は「目の前の患者に〇〇をすべき

か？」、つまり患者の意思決定と行動に直結する疑問、フォアグラウンドの
疑問であることが多い。

フォアグラウンドの疑問と EBM

　フォアグラウンドの疑問、つまり情報に基づく意思決定と行動についての
疑問に対しては、過去の情報を調べて予測をすると述べた。その最も手っ取
り早い方法は「知っていそうな人に聞く」ことだろう。

　健康や医療に限らず、私たちは通常、意思決定と行動に関する疑問の多く
を「知っていそうな人」に聞いて解決している。今日は傘を持って出かける
ほうがよいか、お世話になった人に何をプレゼントしたら喜んでもらえる
か、いま購入するなら新築マンションか中古マンションか……。当然ながら
疑問の中身に応じて「知っていそうな人」は異なる。

　健康や医療に関して「知っていそうな人」は、まずは医療従事者だろう。
そして医療従事者自身も、日々のフォアグラウンドの疑問を「知っていそう
な人」、つまり同僚や先輩、さらに上の教授に聞いて解決しているだろう。

　だが、人の健康や生命にかかわる以上、聞いたことをただ鵜呑みにするの
ではなく、信頼に足る何らかの根拠が必要なはずだ。ここでの根拠は、単に
「ある言動のよりどころ」（広辞苑）という意味を超えて「人間を対象に科学
的な方法で検証されている」という意味が含まれている。そのため、あえて
英語でエビデンスと言うこともある。こうしたエビデンスに基づいて健康や
医療に関する意思決定をし、行動に結び付けていく考え方を「根拠に基づく
医療（Evidence-Based Medicine、略して EBM）」と呼んでいる。

　2008 年に国立国語研究所が非医療者を対象に実施した調査では、エビデ
ンスという言葉の認知度は 23.6％、理解度は 8.5％しかなかった[4]。だが今
日、EBM はかなり普及し、政策（Evidence-Based Policy Making）[5]や教
育（Evidence-Based Education）[6]における意思決定にも応用されている。

EBM とは

EBM というキーワードは、1991 年に、カナダ・マクマスター大学のゴードン・ガイアット教授が書いた短い論説[7] に初めて登場した。ガイアット教授はその論説で、鉄欠乏性貧血が疑われる 70 歳の男性に対する内科医の対応を例に「昔」と「未来」とを比較した。

「昔」は、先輩に教わった通り 2 種類の検査をオーダーし、結果に矛盾がなければ、その男性を鉄欠乏性貧血と診断する。もし検査結果に矛盾があれば、自分の直観に頼るか、さらに上の医師に相談する、というもの。一方、「未来」は、医学系論文のデータベースにアクセスして検査について調べ、論文を取り寄せて読んだ結果、検査を 1 種類に絞る。さらに、その男性が鉄欠乏性貧血である確率（事前確率）を推定し、検査の結果から推定し直して（事後確率）方針を決定する、というものだった。約 30 年前の予想が、今や世界中で現実になっている。

ガイアット教授を含む「EBM ワーキンググループ」の面々は 1992 年に、米国医師会雑誌（JAMA）で EBM の連載を始めた[8]。連載の第 1 回目では、『科学革命の構造』[9] で知られる米国の科学史家トーマス・クーン（1922-1996）を引き合いに出し、EBM は医学の新しいパラダイムだと高らかに宣言している。その要点は、再現性があり余計なバイアスを含まない系統的（システマティック）なアプローチを採ること。基礎研究だけでは不十分であり、人間を対象とする研究から得られたエビデンスを重視する。逆に、いわゆる "権威者の意見（私見）" の位置付けは低い。

そして 1997 年に、EBM の創始者の一人であるデヴィッド・L・サケット（1934-2015）らが教科書[10] を出版し、一気に世界に広まった。

エビデンスを重視するといっても、決してエビデンス "だけ" ではないことには留意しておきたい。ある薬が有効だという臨床研究のエビデンスがあったとしても、目の前の患者がその薬の服薬を拒否したり、日本ではまだ承認されていない薬であれば、患者にその薬を使うのは現実的とはいえない

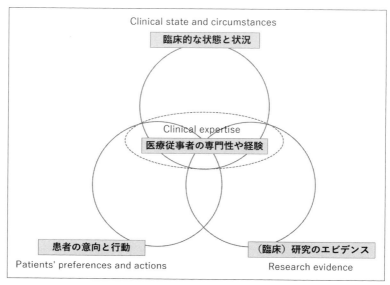

図2　EBM の概念モデル
出典：BMJ 2002：324：1350

だろう。EBM とは、臨床研究のエビデンス、患者の状態や置かれている状況、患者の意向や取りそうな行動、これらを統合した上で、さらに医療従事者の専門性も加味しながら、意思決定と行動に生かす考え方といえるだろう（図2）[11]．

 EBM の5つのステップ

　EBM は、次の5つのステップで進められる[12]。最後のステップ5は、ステップ1～4の振り返りなので、4つのステップで説明している場合もある[13]。

ステップ1：疑問の定式化

　まずは意思決定と行動に関するフォアグラウンドの疑問を、P（Patient：誰〔どんな患者〕に対して）、I（Intervention：どんなこと〔治療や検査な

ど〕をしたら）、C（Comparison：別のどんなこと〔治療や検査など〕に比べて）、O（Outcome：どうなるか）という形式にまとめる（頭文字を取ってPICOということが多い）。医療従事者のフォアグラウンドの疑問の場合、Pは目の前の患者であることが多いだろう。患者であれば、Pは自分自身になるだろう。

ステップ2：情報の収集

　ステップ1で定式化した疑問を解決できそうな情報を収集する。情報源には色々あるが、MEDLINE（無料公開版のPubMed）や医中誌Webなどの医学系論文のデータベースで論文を検索するのが一般的だ（第1章 文献データベース、p.11 〜 25参照）。論文を検索する際は、ステップ1で定式化したPICOのそれぞれの要素がキーワードになる。

ステップ3：情報の批判的吟味

　ステップ2で検索した論文は、すべて質が高く信用できるとは限らない。そのため、論文で説明されている臨床研究が正しい手法で行われているか、結果が正しく表されているか、といった点について検討する。このプロセスを批判的吟味（critical appraisal）と呼ぶ。主として臨床研究の内的妥当性の評価になる。

ステップ4：情報の患者への適用

　ステップ2とステップ3で得られた情報を、ステップ1で定式化した疑問を解決するための意思決定や行動に適用できるか（またはできないか）を検討する、最も重要なステップだ。たとえ内的妥当性が高い臨床研究であっても、その研究の参加者が、疑問を解決したい人（PICOのP）とかけ離れていたとしたら、意思決定や行動にそのまま適用することは難しいだろう。これを外的妥当性の評価と呼ぶ。

　ステップ4では、ステップ2とステップ3で得た情報だけでなく、患者の状態や置かれている状況、患者の意向や取りそうな行動、これらを統合した上で、さらに医療従事者の専門性や経験を加味することが重要だ。

ステップ 5：ステップ 1 ～ 4 の振り返り

　ステップ 1 ～ 4 を振り返り、評価を行う。その結果、次のフォアグラウンドの疑問（ステップ 1）につながることもある。

EBM のステップ 1：疑問の定式化

　EBM のステップ 1 ～ 4 を具体的に見ていこう。まずはステップ 1 の「疑問の定式化」だ。

　以下のシナリオを使って、A 美にとってのフォアグラウンドの疑問を、

P（Patient：誰〔どんな患者〕に対して）

I（Intervention：どんなこと〔治療や検査など〕をしたら）

C（Comparison：別のどんなこと〔治療や検査など〕に比べて）

O（Outcome：どうなるか）

の形式（PICO）にまとめてみよう。

【シナリオ】

　A 美は 20 歳の女子大生。健康診断では特に異常なし。身長 158cm、体重 58kg（BMI 23.2）で肥満ではないが、ややぽっちゃり気味だ。目下のところ韓流アイドルに憧れていて、夏休みの間に痩せてカッコよくなりたいと考えている。姉に相談したら「食事の炭水化物を減らせばいい」と言われ、大学の友人には「食事の脂肪を減らせばいい」と言われ……。

　A 美にとっての PICO は以下のようになるだろう。

P：20 歳の女子大生（基本的には健康、肥満ではない）が、

I：夏休み中に食事の炭水化物を減らすと、

C：夏休み中に食事の脂肪を減らすのに比べて、

O：痩せてカッコよくなれるか

　PICO をまとめる際に注意したいポイントがいくつかある。一つ目は、PICO には必ず C、つまり比較相手が必要なこと。「A 美が夏休み中に食事の炭水化物を減らしたらカッコよくなった」というだけでは、A 美はうれ

しいかもしれないが、それだけで「炭水化物を減らす」のが有効とはいえない。A美は炭水化物を減らす以外にもカッコよくなるためにいろいろ努力しているはずで、カッコよくなれたのはそちらのおかげかもしれないからだ。ほかの条件を同じにした上で、異なる方法と比較してはじめて、炭水化物を減らすことの効果を推定できる。

　二つ目は、Oのアウトカムは、具体的で測定可能なものにしておくこと。A美にとっての「カッコいい」とは「体重が2kg以上減る」かもしれないし、「ウエストが3cm以上細くなる」かもしれない。もっと漠然とした、たとえば「ミニスカートが似合う」かもしれない。このような測定しにくいアウトカムの場合、たとえば友人20人に「A美はミニスカートが似合う」かどうかを5点満点で評価してもらって平均点を計算するなど、その程度を数値で示せるようにすると比較しやすい。

EBMのステップ2：情報の収集

　ステップ1でPICOが決まったら、次はステップ2、PICOに合った情報を収集しよう。

　EBMのステップ2は、ステップ1で定式化したPICOの各要素をキーワードにして、MEDLINEや医中誌Webなどの医学系論文のデータベースで検索を行う。データベースの具体的な使い方は第1章 p.11〜25を参照してほしい。

　先ほどのPICOを思い出してみよう。この場合、Pの女性（women）、Iの低炭水化物ダイエット（low-carbohydrate diet）、Cの低脂質ダイエット（low-fat diet）などが検索する際のキーワードの候補になるだろう。ステップ1でPICOを作ることは、ステップ2のためにも重要なのだ。

【コラム】インターネット上の健康・医療情報

インターネットの普及に伴い、市民の情報収集の方法はガラリと変わった。今や検索エンジンに思い付いたキーワードを入力する（または音声検索エンジンに呼びかける）だけで、これでもか、というくらい多くの情報にアクセスできる。ただし、その中身は玉石混交だ。

2016年11月29日、IT大手のディー・エヌ・エー（DeNA）が運営する健康・医療情報のキュレーション（まとめ）サイト「WELQ」が、記事の信憑性に問題があるとの指摘を受けて、すべての記事を非公開にした[14]。WELQに掲載されていた記事19本を第三者委員会が精査したところ、法令違反の可能性（著作権法、薬機法、医療法、健康増進法）（報告書p244）や、不適切な内容（報告書p246）の記事が確認された。さらに、運営会社による外部ライター向けの執筆マニュアルには、ほかのサイトの記事のコピー＆ペーストを推奨するという印象を与えかねない表現が使われていた（報告書p248）[15, 16]。この出来事は、インターネット上の健康・医療情報について大きな課題を投げかけた[17]。

その後、検索エンジン側も改善のための取り組みを進めている。グーグル日本法人は2017年2月に「オリジナルで有用なコンテンツを持つ高品質なサイトが、より上位に表示される」よう検索ランキングのアルゴリズムを修正した[18]。がんに関しては2018年1月に国立がん研究センターとヤフーが連携し、スマートフォン版「Yahoo！検索」の上部に同センターが運営する「がん情報サービス」が表示されるようになった[19]。ほかにも、東京大学の鳥海不二夫教授と慶應義塾大学の山本龍彦教授が、"情報的健康"の実現をめざす共同提言を公表[20]するなど、インターネット上の情報の質を高める努力が続けられている。

査読（ピアレビュー）とプレプリント

EBM のステップ 2 で、医学系論文のデータベースを検索すると述べた。論文はその確からしさ、言い換えればまったくのデタラメではないことが担保されているからだ（ただし例外もある、【コラム】研究不正、p.56 参照）。

その点で大きな役割を果たしているのが査読（ピアレビュー）である。ピアとは仲間とか同僚という意味で、同じ分野の別の研究者が、論文の原稿を読んで、内容をチェックすることを指す。同じ分野の研究者であれば、その分野の研究動向や、調査・実験の方法に精通しているので、問題があれば気が付きやすい。査読を依頼された研究者は、原稿の内容と学術誌の専門性が一致するか、原稿で主張されていることが科学的に裏付けられているか、図や表が適切か、その分野の学問に貢献するか、といった点をチェックした上で、コメントと総合評価（不採択・修正すれば採択・このまま採択、のうちのどれか）を付けて送り返す[21]。このプロセスを経て最終的に採択されたもの（だけ）が論文として発表される。

だが今日、査読を済ませる前の原稿が、プレプリントと称して発表されることが増えてきている。理論物理学等の分野では、研究者同士がプレプリントを交換して情報共有することが以前から行われていたが、医学分野では遅れていた。2013 年に生命科学分野を対象とするプレプリントサーバーbioRxiv（x は正確にはギリシャ文字の χ、読み方はバイオアーカイブ）、2019 年には医学・健康科学分野のプレプリントサーバー medRxiv（同じく x は正確にはギリシャ文字の χ、読み方はメドアーカイブ）が公開された[22]。2022 年には科学技術振興機構（JST）も独自のプレプリントサーバーJxiv[23] の運用を開始した[24]。

医学系、特に、患者の診断・治療に直結する可能性のある論文の原稿を査読前に発表することや、それをメディアが記事として取り上げることの問題点は、以前から指摘されている。1960 ～ 70 年代に臨床医学系のトップ学術誌である New England Journal of Medicine の編集長を務めたフランツ・J・

インゲルフィンガー（1910-1980）は「研究者は学術誌に受理された論文内容を注意深く扱うべきであり、ニュースメディアに雑誌の公表前に発表してはならない」という編集方針（インゲルフィンガー・ルール）を掲げていた[25, 26]。米国で長年にわたって報道記事を評価する活動を続けてきたHealthNewsReview.org も、COVID-19 関連のプレプリントを批判なく吹聴することに対して警鐘を鳴らしている[27]。

【コラム】研究不正

　査読を経て発表された論文であっても、発表後に、その基となる研究に不正が見つかることがある。重大な研究不正として以下の 3 分類がよく知られており、それぞれの英語の頭文字を取って「FFP」という。

捏造（Fabrication）：存在しないデータや研究結果などをでっちあげること

改ざん（Falsification）：データや研究結果に手を加えて真正でなくすること

盗用（Plagiarism）：他人のアイデア、分析方法、データ、研究結果、論文などを無断で流用すること

　米国研究厚生局（ORI）が生命科学系の不正行為 133 件（1994-2003年）を分類したところ、最も多かったのは改ざん（53 件）で、次いで捏造＋改ざん（36 件）、捏造（29 件）であった[28,29]。

　日本でも 2012-3 年に降圧薬バルサルタンの臨床試験（KYOTO HEART Study など）の論文における臨床研究データの捏造および改ざん[30]、2014 年には STAP 細胞の論文（Nature 2014：505：641-647）における実験データの捏造および改ざん[31]が明るみに出て、社会問題に発展した。

　KYOTO HEART Study は、P：高血圧患者に対して、I：ARB（ア

ンジオテンシン受容体拮抗薬）に属する降圧薬バルサルタン（商品名ディオバン）を投与したら（介入群）、C：ARB 以外の降圧薬の投与に比べて（対照群）、O：心血管イベント（心筋梗塞や脳卒中など）が減るか？　というフォアグラウンドの疑問を検討したランダム化比較試験（RCT）であった。2009 年に発表された論文（Eur Heart J 2009；30：2461-2469）では介入群で心血管イベントが半減し、製造販売元の企業はこの結果を大々的に宣伝した。だが、不正が疑われた後の第三者調査で、解析に使われたデータとカルテのデータとを突き合わせたところ、実は介入群でイベントを減少させ、対照群でイベントを増加させる方向（心血管イベントは少ないほうが望ましいので、介入群の成績が良くなる方向）に操作されていた。カルテに記載されている正しいデータを用いて解析をし直したところ、介入群と対照群の間に統計学的に有意な差は認められなくなった[30]。

　重大な研究不正が判明した論文は撤回（retraction）される。STAP細胞の論文や KYOTO HEART Study の論文も撤回された。撤回されても医学系論文のデータベースから削除されるわけではなく「撤回」と目立つように表示されるので、研究者にとってはかなりの不名誉といえる。撤回された論文情報をまとめたブログ[32]もある。

臨床研究デザインの分類

　健康や医療に関するフォアグラウンドの疑問には、人間を対象とする研究（臨床研究）が参考になることが多い。医学系論文のデータベースを検索すれば、さまざまな臨床研究が表示される。だが、どれでもよいわけではなく、自分が調べたい疑問に適した臨床研究のタイプ（臨床研究デザイン）を選ぶ必要がある。

　図３は『臨床研究の道標（第２版）〈下巻〉』[33]による、臨床研究デザイ

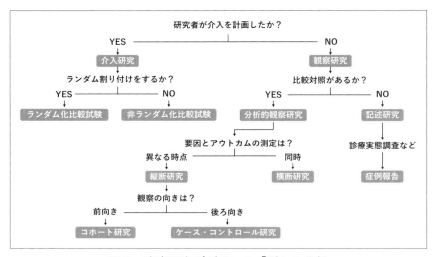

図3　臨床研究デザインの「型」の分類

出典：福原俊一：臨床研究の道標 第2版＜下巻＞. 2017；健康医療評価研究機構.
　　　p.18、一部改変

ンの「型」の分類である。

　まず、研究の参加者に何らかの介入（PICO の I）を加えるかどうかで、
介入研究と観察研究に分かれる。介入しない研究は観察研究だ。

　介入研究のうち、参加者（PICO の P）をランダム割り付け（くじ引きや
サイコロの目などまったくの偶然に基づく方法で割り付けること）している
研究をランダム化比較試験（RCT）と呼ぶ。前述した KYOTO HEART
Study も RCT である。ランダム割り付けが行われていないものは非ランダ
ム化比較試験と総称しておこう。

　観察研究は、まず、比較対照があるかどうかをチェックする。比較対照が
あるものは分析的観察研究、ないものは記述研究と呼ぶ。たとえば、めずら
しい病気の症例報告（【コラム】臨床医学の原点、症例報告、p.63 参照）は、
比較対照があるわけではないので記述研究といえる。

　次に、分析的観察研究のうち、アウトカム（PICO の O）に影響を与えそ

うな要因を測定した時点と、アウトカムそのものを測定した時点とが同時かどうかをチェックする。同じであれば横断研究、異なる時点であれば縦断研究と呼ぶ。一般的な世論調査やネットアンケートは、複数の選択肢があって、どの選択肢を選んだ人が多かったかなどの結果を比較するので分析的観察研究だ。かつ、質問した時点の回答を集計する（回答者への質問は1回しか行わない）ので横断研究といえる。

　一方の縦断研究は、観察する時間軸の向きでさらに分類できる。前向き、つまり要因の測定が先（現在）でアウトカムの測定が後（将来）になる場合は前向きコホート研究、後ろ向き、つまりアウトカムの測定が先で要因の測定が後になる場合はケース・コントロール研究になる。ケース・コントロール研究は症例対照研究ともいう。コホート研究にも後ろ向きコホート研究があり、これは、要因の測定が過去（または大過去）、アウトカムの測定が現在（または過去）の場合だ（p.62参照）。

疑問の種類と研究デザイン

　臨床研究デザインにはさまざまな種類があることを学んだ。では、自分が調べたい疑問に適した臨床研究デザインを、どのように選べばよいのだろうか。引き続き『臨床研究の指標（第2版）〈下巻〉』に沿って、疑問の種類と臨床研究デザインについて見ていこう。

　まず、病気や診療の実態を調べる疑問。たとえば「日本に医師が何人いるか」とか、「新型コロナウイルスワクチンがこれまでに何回接種されたか」といったタイプの疑問である。こうした疑問に適した臨床研究デザインは、介入を行わず、比較対照があるわけでもないので、記述研究になる。

　次に、要因とアウトカムとの間に関係があるかを調べる疑問。このタイプの疑問は多く、たとえば「喫煙者は肺がんになりやすいか」とか「月100時間以上残業する人に突然死が多いか」といったタイプの疑問である。こうした疑問に適した臨床研究デザインは、介入は行わないが比較対照がある分析的観察研究のうち、コホート研究やケース・コントロール研究になる。

さらに、「手術症例数が多い病院は成績（患者の予後）がよいか」といった疑問に対して「手術症例数」と「手術成績」を同時点で調べる横断研究も用いられる。ただし横断研究では時間的な前後関係はわからない。

　そして、治療・予防法の効果を調べる疑問。このタイプの疑問には、調べたい治療・予防法を実施（介入）してアウトカムを調べる「介入研究」が適しており、その中でも RCT であればより客観的な比較ができる。さらに「分析的観察研究」たとえば、実際の診療実態データ（リアルワールドデータ）を用いたコホート研究も用いられることがある。

観察研究① 横断研究と生態学的研究

　横断研究は、アウトカムと、アウトカムに影響を与えそうな要因を同じ時点に測定する研究を指す。回答者に質問するのは1回だけ、つまり、ある1時点の状況を把握するタイプの研究である。

　行政の基礎資料、研究、さらに市場調査、人気投票に至るまで、さまざまな横断研究が行われている。国が実施する国勢調査をはじめ、人口動態調査、国民生活基礎調査、患者調査、医療施設調査などは、医療政策に役立てられている。さらに、報道各社が行う世論調査、Yahoo！ニュースの「みんなの意見」、Twitter の「投票」機能、どれも横断研究のデザインだ。Google Forms や SurveyMonkey といったオンラインアンケートツールを利用したことのある人も多いだろう。

　横断研究の長所は、なんといっても測定が1回（調査時点）だけなので、過去の記憶を呼び起こしたりする必要がなく、その分正確な回答が得られやすい点、同時に、短時間かつ少ない費用で実施できる点だ。測定する内容（＝アンケートの質問項目）を自由に作ることができる点も長所といえるかもしれない。ただし、インターネット調査であれば、そもそもインターネットにアクセスできない人は参加できないので、回答者が限られることによる偏り（選択バイアス）が生じる可能性がある点は注意が必要だ。また、特定の回答に誘導するような質問は、回答に偏り（情報バイアス）が生じる可能

性があるので避けるべきである。

逆に、横断研究の短所は、要因とアウトカムを同時に測定するから、その間の時間的前後関係はわからない、つまり因果関係の推定には役立たない点だ。たとえば、ある横断研究の結果、「朝食抜き」と回答した人で「体調不良」と回答した人が多かったとしても、「朝食を抜いたから体調が悪くなった」のか「体調不良だから朝食が食べられなかった」のかはわからないし、そのどちらでもないかもしれない。

横断研究のうち、集団間で要因とアウトカムの関係について検討する研究を生態学的研究（ecological study）という。たとえば、国ごとの「アルコール摂取量」と「心血管疾患による死亡率」のデータから、飲酒と心血管疾患による死亡の関係について仮説を立てるような研究だ。生態学的研究は既存のデータ（経済協力開発機構〔OECD〕加盟各国の統計をまとめたOECD Health Statistics[34] など）を使用するため、費用や労力をかけずに実施できる点は長所といえる。一方、最大の短所は、要因もアウトカムもあくまで集団単位で測定したもので個人単位ではないため、集団で当てはまることが個人では当てはまらないことが起こりうる（生態学的誤謬、ecological fallacy）点である。

観察研究②　コホート研究

コホート研究は、観察研究のうち、アウトカムと、アウトカムに影響を与えそうな要因を異なる時点で測定する分析的観察研究だ。ある集団（これをコホート〔cohort〕という、語源は古代ローマの歩兵隊の一単位[35]）に対して、先に要因を測定しておき、その後どうなるかを追跡して、調べたいアウトカムを測定する。言い換えると、観察の方向性が要因→アウトカムになる研究をコホート研究という。

日本を代表するコホート研究として、1961年にスタートした久山町研究がある。福岡県久山町の一般住民を対象に、脳卒中や心血管疾患をはじめとするさまざまな疾患を対象に幅広い研究を展開している。40歳以上の全住

民を対象としている点、住民健診受診率および追跡率が高い点、研究スタッフが健診・往診などを行っている点などが特徴とされる [36)]。

　コホート研究の最大の長所は、時間的前後関係が要因→アウトカムなので、要因とアウトカムとの因果関係についてより強いエビデンスになる点だ。さらに、要因とアウトカムの両方について正確な測定ができる、一つの要因に対して複数のアウトカムを設定できる、といった点も長所といえる。さらに、結果に影響を及ぼしそうな交絡因子がわかっていれば事前に設定しておき、解析時に調整することも可能だ。

　一方、コホート研究の短所は、コホートを（しばしば長期間にわたって）追跡するため、研究に時間と労力（と費用）がかかる点だろう。さらに、既知の交絡因子には対応できても、未知の交絡因子には対応できない。この点はRCTに比べて弱い（ランダム化比較試験, p.64 参照）。

　なお、コホート研究のうち、コホート設定と要因の測定が現在、アウトカムの測定が将来となる場合を前向きコホート研究と呼び（こちらが一般的）、コホート設定と要因の測定が過去（または大過去）、アウトカムの測定が現在（または過去）となる場合を後ろ向きコホート研究（＝過去起点コホート研究）と呼ぶ。前向きコホート研究でも後ろ向きコホート研究でも、要因→アウトカムという方向自体は変わらない。

観察研究③　ケース・コントロール研究

　ケース・コントロール研究も、コホート研究と同様、アウトカムと、アウトカムに影響を与えそうな要因を異なる時点で測定する分析的観察研究だ。コホート研究との大きな違いは観察の方向性である。コホート研究では、観察の方向性は要因→アウトカムだが、ケース・コントロール研究の観察の方向性はアウトカム→要因と逆になる。つまり、アウトカムが起こってから、それより前にあったはずの要因を探るタイプの研究だ。

　妊婦のサリドマイド服用と生まれた子の奇形の因果関係の推定に大きな役割を果たしたのがケース・コントロール研究であった。西ドイツのヴィドゥ

キント・レンツ（1919-1995）は、奇形の子ども（ケース）の母親112人と健常な子ども（コントロール）の母親188人に対して、妊娠初期のサリドマイド服用歴を調査した。その結果、ケースでは服用90人（非服用22人）、コントロールでは服用2人（非服用186人）で、奇形の子どもの母親で服用割合が極端に高かった。この研究が有名な「レンツ警告」（1961年11月）につながった[37〜39]。

　ケース・コントロール研究の長所は、コホート研究に比べれば時間と労力（と費用）をかけずに実施できる点、さらに、薬の副作用のようなまれなアウトカムでも実施しやすい点である。逆に、短所は、コホート研究と違ってアウトカムを一つしか設定できない点、ケースとコントロールが同じ集団から選ばれている保証がない（そのため、ケース群とコントロール群を単純に比較してよいのかという問題が生じる）点だ。

　また、ケース・コントロール研究では、過去に起こったことを測定するため、研究参加者（母親）が要因（妊娠初期のサリドマイドの服用）について忘れていたり、逆に強い印象が残りすぎていたりして、ケース群、コントロール群の両方で、要因への曝露の有無が正確に測定できない可能性がある。それによるデータの偏り（情報バイアス）を思い出しバイアス（リコール・バイアス）という。

【コラム】臨床医学の原点、症例報告

　今日の医学教育の基礎を築いた医学者で内科医のウィリアム・オスラー（1849-1919）は、「医学の最高の教えは、患者自身によってなされるものである」という言葉を遺している[40]。一人、あるいは複数の患者の症状、診断、治療、経過などを詳しく観察、記述し、考察を加えた症例報告は、臨床医学の原点ともいえる。

　特に、新しい病気の症例、典型例と異なる経過をたどった症例、薬の

まれな副作用を起こした症例などは、症例報告でその事実を共有する意義が大きい。COVID-19でも、米国の第1例目が症例報告されている[41]。多くの学術ジャーナルが症例報告の論文を掲載しており、症例報告だけを集めた学術ジャーナルもある（たとえばBMJ Case Reports[42]は症例報告がアーカイブ化されており検索も可能）。

一方、症例報告はあくまで一人、または少数例で起きたことの記録であるため、治療法や予防法の効果を証明する強いエビデンスにはならないことには留意したい。たとえば、ある1人の患者が何らかの薬や処置を行った後に症状が軽減（または悪化）したら、その薬や処置が有効（または有害）だと思いたくなるが、それだけでは有効性（または有害性）の証明にはならない。もしかしたら、その薬や処置を行わなくても症状が軽減（または悪化）するかもしれないからだ。

健康食品や化粧品の広告には、その商品の体験談（「○○を使って良かった」の類）がよく出てくるが、必ずしも「使用した商品」と「良かった」体験との間に因果関係があるとは限らず、誤解を招きがちなので気を付けたい[43]。

介入研究　ランダム化比較試験

EBMのステップ1をもう一度思い出そう。フォアグラウンドの疑問を、
P（Patient）：誰（どんな患者）に対して
I（Intervention）：どんなこと（治療や検査など）をしたら
C（Comparison）：別のどんなこと（治療や検査など）に比べて
O（Outcome）：どうなるか
の形式にまとめるのがPICOづくりというステップだった（p.52参照）。

このPICOを実際にやってみて検証するのが介入研究だ。参加者（P）を介入群（I）と対照群（C）に分けて、それぞれの群ごとにアウトカム（O）

を調べる。その際、参加者をランダム割り付け（くじ引きやサイコロの目などまったくの偶然に基づく方法で割り付けること）をしていればランダム化比較試験（RCT）と呼ぶ。

　なぜ、割り付けに偶然が必要なのだろうか。それは、偶然の力を借りることによって、介入群（I）と対照群（C）とをほぼ均等な集団にすることができるからだ。

　たとえば、コイン投げを3回行ったら、表がまったく出ないことも、3回すべて表のこともあるだろう。だがそれを10回、100回、1000回……と繰り返せば、理論上、表の出る確率が2分の1、裏の出る確率も2分の1に限りなく近づいていくはずだ（不正なコインでなければ）。ランダム割り付けはこの現象を臨床研究に用いたもので、実際にはくじ引きやサイコロの目で割り付けるのではなく、コンピュータを用いるのが一般的である。実際、RCTの論文では通常、介入群（I）と対照群（C）の内訳が一覧表（論文では表1であることが多い）で示されており、ほぼ均等になっていることが確認できる。だからこそ、両群間でアウトカム（O）に差があった場合に、介入自体が原因であると推定できるわけだ。

　もう一つ、ランダム割り付けが優れている点は、アウトカム（O）に影響を与えそうな既知の要素（交絡因子）だけでなく、未知の交絡因子についても均等に分かれることが期待できる点である。コホート研究の場合、既知の交絡因子はあらかじめ測定して解析時に調整できるが、未知の交絡因子には対応できない。

バイアスを減らすための工夫

　RCTで介入群（I）と対照群（C）の比較をより厳密に行う、言い換えれば、結果に影響を及ぼしかねないバイアスをできるだけ減らすための手法として、マスキング（masking、盲検化 = blindingともいう）と隠蔽化（concealment）がある。

　RCTの参加者が、介入群、対照群のどちらに割り付けられたかがわかる

と、結果に影響するおそれがある。たとえば、薬の効果を検証するための RCT の場合、参加者が、自分が介入群（薬を投与される群）に割り付けられていると知っていると、薬がよく効いているように感じてしまうかもしれない。逆に、自分が対照群（プラセボ〔実薬と色や形は同じだが薬効成分を含まないもの〕、または別の薬を投与される群）に割り付けられていると知っていると、薬が効いていないように感じてしまうかもしれない。それは薬を投与する医師も同じで、効果を証明したい介入群をひいき目に見てしまうおそれがある。

　そんなことでは、薬の効果を正確に測定することができない（情報バイアスが生じる）。そこでマスキングを行い、割り付けた内容をわからないようにしておく。参加者（患者）、介入実施者（担当医）、アウトカム評価者、データ解析者をそれぞれマスキングできれば理想的で、マスキングされる数によって一重盲検、二重盲検、三重盲検、四重盲検という。

　RCT の う ち PROBE（Prospective, Randomized, Open-labeled Blinded Endpoints）法は、参加者（患者）と介入実施者（担当医）をマスキングしない（これをオープンラベルという）代わりに、アウトカム評価者をマスキングする方法を指す。評価者がマスキングされているため、アウトカムの客観性はある程度保たれるかもしれないが、参加者と介入実施者は割り付けを知っていることによるバイアス（たとえば、アウトカムが悪くなりそうな参加者（患者）を故意に脱落させるなど）が起こり得る。そのため、PROBE 法の結果の解釈には注意が必要だ。

　もう一つの隠蔽化とは、割り付けの担当者が、これから組み入れる参加者がどちらの群に割り付けられるかを予想できないようにすることを指す[44]。割り付け担当者が割り付けた群を知っていると、これから組み入れる参加者をどちらに割り付けるかを、都合よく選択してしまうかもしれない。そうするとランダム割り付けが真の意味でのランダムでなくなり、選択バイアスが生じるおそれがある。したがって、割り付けは最後まで隠蔽化しておくほうがよい。中央事務局などの第三者が自動的に割り付ける（中央割付方式）場

合、割り付けは隠蔽化されていると判断してよい。

 ## 新薬開発で実施される RCT

RCT は治療法や予防法の効果を検証する際の臨床研究デザインとして"ゴールドスタンダード"とされている。製薬企業が新しい治療薬やワクチンを開発する際は、最終段階で RCT が行われることが一般的である。

たとえば COVID-19 のワクチン（厚生労働省の記載にならい、以下は新型コロナワクチンと表記）[45] として日本で初めて特例承認されたコミナティ筋注（ファイザー）[46] の場合、計 4 万人以上を対象に RCT が実施された（ただし、この試験は日本国内では実施されなかった）[47]。PICO は以下だ。

P：COVID-19 にかかったことのない 16 歳以上の人に対して

I：新型コロナワクチンを 2 回接種したら

C：プラセボワクチンを 2 回接種するのに比べて

O：COVID-19 の発症が減るか？

結果は広く知られている通り、COVID-19 発症者は、新型コロナワクチン群は 1 万 8198 人中 8 人、プラセボ群は 1 万 8325 人中 162 人と、ワクチン接種群で劇的に少なく、ワクチンの効果は 95.0% と高かった（結果の表し方については後にもう一度触れる、相対リスクと絶対リスク、p.71 参照）。この RCT の結果などを基に、コミナティは 2021 年 2 月に特例承認された。

 ## システマティック・レビュー

ここまで、さまざまな臨床研究デザインを見てきた。しかし、一つのPICO に対して、たった 1 回の臨床研究しか行われないわけではない。健康や医療に関して重要な PICO であればあるほど、世界のさまざまな国や地域で、同じ PICO を検討した臨床研究が何度も繰り返し行われる。

同じ PICO を検討した複数の臨床研究で、どれも同じ結果が出るとは限らない。ある RCT では「有効」だが、別の RCT では「無効」ということも起こり得る。

つまり、EBM のステップ 2 で PICO に対応する情報を収集する場合、既存の臨床研究が複数あるのなら、それらすべての結果を統合して、全体像を知る必要がある。これを体系的に行うのがシステマティック・レビュー（体系的レビュー、系統的レビューともいう）で、それ自体が臨床研究デザインの一つとされている。システマティック・レビュー論文には、複数の論文を定性的に統合した論文もあれば、定量的に統合した（メタアナリシス）論文もある。

　システマティック・レビューの作成や普及に大きな役割を果たしてきたのが、1993 年に発足したコクラン共同計画（現在は単にコクランと呼ぶ）だ。コクランという名称は、英国の医学研究者アーチー・コクラン（1909-1988）に由来する。コクランは著書『効果と効率』[48] で、医療を公平に提供するためには、適切に評価され有効性が確認された医療行為を行う必要があると主張し、RCT の活用を強調した[49]。その主張に対する賛同から、1992 年に英国で最初のコクランセンターが誕生し、93 年に国際的な非営利組織としてのコクラン共同計画に発展して、現在に至っている。

　コクランが提唱する厳密な方法に則って作成されたシステマティック・レビューは特にコクラン・レビューと呼ばれ、MEDLINE などの医学系論文のデータベースで検索できるほか、コクラン・ライブラリー（https://www.cochranelibrary.com/）でも検索、閲覧ができる。エビデンスを利用する側にとっては貴重な情報源の一つといえる。

 ## 研究デザインのピラミッド構造

　臨床研究デザインを「アウトカムが客観的に測定されており、余計なバイアスが紛れ込んでいる可能性が低いか」という観点で分類し、階段状に示したものをエビデンス・ピラミッドと呼んでいる。よく知られているエビデンス・ピラミッドは、症例報告／症例集積がいちばん下にあり、その上にケース・コントロール研究、コホート研究と続き、その上に RCT、いちばん上にシステマティック・レビュー（メタアナリシス）があるというものだ（図

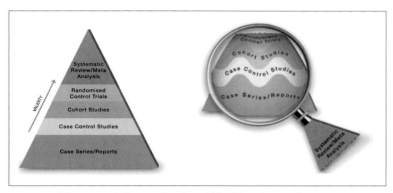

図4　エビデンスピラミッドと GRADE アプローチ
出典：Murad MH, et al：New evidence pyramid. Evid Based Med 2016；
　　21：125-127. Figure 1

4左）。

　この図ではピラミッドの上に行くほど、臨床研究デザイン上、バイアスが
混じる可能性が低くなるため、エビデンスのレベルが高いと考える。臨床研
究デザインごとの特徴を端的に示しており、わかりやすい。

　だが、EBM が世界中で普及・発展し、システマティック・レビューの経
験が蓄積されていくにつれて、臨床研究デザインだけでエビデンスのレベル
を評価するのは単純すぎるということが次第にわかってきた。考えてみれば
当然で、RCT であればどれも同じというわけではなく、厳密な方法に則っ
てきちんと行われた RCT もあれば、残念ながら、ずさんな方法で行われた
RCT もある。ずさんな方法で行われた RCT と注意深く行われたコホート研
究とを比べた場合、RCT のほうがエビデンスのレベルが高いとは必ずしも
言い切れないだろう。

　そこで 2000 年代に入って、システマティック・レビューや診療ガイドラ
インを作成する際に、統合される個々の臨床研究のエビデンスを評価するた
め の "GRADE（Grading of Recommendations, Assessment, Development
and Evaluation）アプローチ" が提唱されるに至った[50]。システマティッ

ク・レビューというレンズを通して眺めれば、個々の臨床研究のエビデンス
としてのレベルは、そのデザインだけで一義的に決まるわけではなく、波型
になっているというイメージである（図４右）[51]。診療ガイドライン作成を
目的としてシステマティック・レビューを行う際は、GRADE アプローチが
採用されている[52]。GRADE アプローチについて詳しくは成書を参照してほ
しい[53]。

EBM のステップ３：批判的吟味

　EBM のステップ１で、痩せてカッコよくなりたい女子大生 A 美の PICO
を作成した（p.52 参照）。ステップ２で PICO をキーワードに医学系論文の
データベースを検索した結果、米国で行われた RCT[54] が見つかった。この
RCT は、低炭水化物ダイエットと低脂肪ダイエットを比較しており、A 美
の参考になりそうだ。

　しかし、この RCT の結果をそのまま鵜呑みにするわけにはいかない。前
述したように、RCT にはきちんと行われたものもあれば、ずさんなものも
あるからだ。そのため EBM のステップ３では検索した論文を批判的に吟味
する。批判的吟味とは、臨床研究の方法、実施、結果の解析が正しく行われ
ているか（これを内的妥当性という）をチェックすることといえる。言い換
えれば、もし同じ対象者に対して同じ方法で臨床研究を行った場合に同じ結
果が得られそうか（再現性が高いか）をチェックする。

　論文の批判的吟味を学習する取り組みは、筆者の知る限り、英国の
CASP[55]（CASP は Critical Appraisal Skills Programme の略）が "元祖"
ではないかと思われる[56]。CASP はワークショップ形式（現在はオンライ
ン版もある）で、論文の批判的吟味を楽しく学ぶ方法を開発し、医療従事者
や一般市民に提供した。日本でも医療系の学生教育の一環として論文の批判
的吟味の演習を行っている大学もあり[57]、CASP ワークショップが行われ
ている[58]。

　CASP では研究デザイン別に、批判的吟味のチェックポイントを挙げてい

る。たとえば RCT の場合、以下の 4 つのセクション、計 11 のチェックリストから成る（日本語訳は北澤による）。

セクション A：基本的な研究のデザインは RCT として妥当か？

　1：リサーチクエスチョンは焦点が明確に絞られていたか？

　2：研究参加者の介入への割り付けはランダム化されていたか？

　3：研究にエントリーした参加者全員が結論に含まれていたか？

セクション B：研究の方法論は適正か？

　4：参加者、研究者、アウトカム評価者はそれぞれマスク化（盲検化）されていたか？

　5：RCT の開始時点で各群は同等であったか？

　6：検証中の介入以外は、各群は同レベルのケアを受けていたか？

セクション C：結果は何か？

　7：介入の効果は包括的に報告されていたか？

　8：介入または治療の効果の推定値の精確さは報告されていたか？

　9：介入の益は害やコストを上回るか？

セクション D：結果は自分の意思決定に役立つか？

　10：結果を自身の地域 / 文脈に当てはめられるか？

　11：その介入は既存の介入よりも大きな価値をもたらすか？

　日本では、長年にわたって EBM 教育を行っている南郷栄秀医師のウェブサイト（The SPELL、http://spell.umin.jp/）の「はじめてシート」が、批判的吟味の具体的な方法や重要なポイントについて懇切丁寧に解説しているので参照してほしい。

 ## RCT の結果の表し方：相対リスクと絶対リスク

　低炭水化物と低脂肪ダイエットを比較した RCT[54] の結果は表 1A の通りだった。ダイエット期間が 3 カ月の場合、低炭水化物ダイエットを実施した

表1A　ランダム化比較試験の結果

体重 （kg）	低脂肪群 （n=73）	低炭水化物群 （n=75）	差の平均	P値
3カ月	-2.6 (-3.4to-1.7)	-5.7 (-6.5to-4.9)	-3.1 (-4.3to-1.9)	<0.001
6カ月	-2.3 (-3.3to-1.3)	-5.6 (-6.5to-4.6)	-3.2 (-4.6to-1.9)	<0.001
12カ月	-1.8 (-3.3to-0.3)	-5.3 (-6.8to-3.8)	-3.5 (-5.6to-1.4)	0.002

（カッコ内は95％信頼区間）

出典：Ann Intern Med 2014；161：309-318. Table3（一部抜粋）

表1B　ランダム化比較試験の結果

	コミナティ群	プラセボ群	ワクチンの効果 （%）
感染の根拠のない参加者における、2回目接種から少なくとも7日経過した後のCOVID-19発症	（N=18198） 8	（N=18325） 162	95.0 (90.3-97.6)
感染の根拠を問わない参加者における、2回目接種から少なくとも7日経過した後のCOVID-19発症	（N=19965） 9	（N=20172） 169	94.6 (89.9-97.3)

（カッコ内は95％信頼区間）

出典：N Engl J Med 2020；383：2603-2615. Table2（一部抜粋）

群では平均して5.7kg減少、一方、低脂肪ダイエットを実施した群では平均して2.6kg減少した。両群間の差は平均3.1kgとなり、炭水化物ダイエット群で体重減少がより大きかった。このRCTの結果は両群間の「差」として示されていた。

　一方、新型コロナワクチン（コミナティ筋注）のRCT[47]（p.67参照）の結果は表1Bの通りだった。ワクチンの効果はパーセントで表示されている。これは、コミナティを接種するとプラセボ接種に比べてCOVID-19を発症するリスクが95％減る、という意味で、このRCTの結果は「比」として示されていた（コミナティを接種したら95％の人がCOVID-19を発症しないという意味ではないことに注意しよう）。

　このように、RCTの結果は、「差」で示される場合と「比」で示される場合とがある。

　計算を簡単にするために、架空のRCTで考えてみることにしよう[59]。生理痛に悩む女性（P）200人をランダムに100人ずつに分け、片方には痛み止めの薬を使用（I）し、もう片方にはプラセボを使用（C）した結果、痛みが消失した（O）のは、痛み止め薬群では60人、プラセボ群では40人だったとする。つまり、痛みが消失した割合（＝痛み消失リスク）は、痛み止め薬群60％、プラセボ群40％になる。

　この結果を「差」と「比」の2通りで表すと、「比」では「生理痛に悩む女性に対して痛み止めの薬を使用することにより、プラセボの使用に比べて、痛みが消失した人が1.5倍（または150％）に増えた」となる。1.5倍とはもちろん「60％÷40％」の意味だ。一方、「差」でいうと「生理痛に悩む女性に対して痛み止めの薬を使用することにより、プラセボの使用に比べて、痛みが消失した人が20％ポイント分増えた」となる。20％ポイントとは「60％－40％」を指す。

　「差」で表した結果は「生理痛に悩む女性100人が、プラセボの代わりに痛み止めの薬を使用することにより、痛みが消失した人が20人増えた」と言い換えられる。この数値をともに20で割ると「生理痛に悩む女性5人が痛み止めを飲めば、痛みが消失する人を1人増やすことができる」になる。この指標、つまり、薬（に限らず何らかの介入）により望ましい効果（この場合は痛みの消失）が得られる人を1人増やすために、何人が薬を飲む必要があるかを示す数値が治療必要数（Number Needed to Treat：NNT）だ。

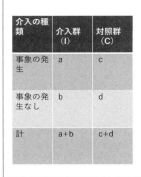

介入群（**I**）の事象発生割合
絶対リスク AR_I：a/(a+b)
対照群（**C**）の事象発生割合
絶対リスク AR_C：c/(c+d)

介入の種類	介入群（I）	対照群（C）
事象の発生	a	c
事象の発生なし	b	d
計	a+b	c+d

絶対リスク減少（差）ARR：$AR_C - AR_I$
（負の値を取る場合は絶対リスク増加）

相対リスク（比）RR：AR_I / AR_C
相対リスク減少（比）RRR：$1 - RR$
（負の値を取る場合は相対リスク増加）

NNT（治療必要数）＝ 1 / ARR

NNT は、介入の効果の大きさを直観的に理解するために便利な指標といえる。

　NNT は差で示される効果の逆数と覚えておこう。この例では「60％（0.6）－ 40％（0.4）」＝ 0.2 の逆数（1 ÷ 0.2）は 5 となる。

　この架空の RCT で「痛み止めの薬で、痛みが消失した人が 1.5 倍に増えた」というのと、「痛みが消失する人を 1 人増やすには 5 人が痛み止めを飲めばよい」というのでは、まったく同じことを言っているにもかかわらず、受ける印象はかなり異なることがわかるだろう。この点は、RCT に限らず、医学系論文を読むときに常に気を付けておきたい。

　RCT の結果を示す指標について表 1 C にまとめた。

95％信頼区間

　RCT の結果を、相対リスク減少（RRR）や絶対リスク減少（ARR）あるいは治療必要数（NNT）という指標で示すことができたとして、次は、その値がどれくらい確からしいかについて検討しよう。

　確からしさとは何なのだろうか。またそもそも、両群間をできるだけバイアスが混じらないように比較できる臨床研究デザインであるRCTの結果が、確からしくないということがあるのだろうか。

　計算を簡単にするために、先の痛み止めの薬のRCTを再び題材にする。繰り返しになるが、このRCTでは、生理痛に悩む女性200人に参加してもらい、痛み止めの薬を飲む群とプラセボを飲む群とに100人ずつ分けて比較し、痛みが消失する割合を検討した。

　ところで、生理痛で悩む女性は、200人どころではなく、世間に大勢いるはずだ。たまたま今回は、このRCTに参加することを承諾した200人に参加してもらったが、別の200人を対象にRCTをやり直したら、必ず同じ結果になる保証はない。確からしさとは、ある一部の人（サンプル）で得られた結果が、より大きな集団、このRCTであれば生理痛で悩んでいる女性全体（集団、ポピュレーション）に当てはめられる（これを一般化〔generalization〕という）か、当てはめられるほど確実か、ということを指す。逆に、あるサンプルで実施した臨床研究の結果が、別のサンプルでは当てはまらないとしたら、その結果はたまたま起こっただけということになる。

　では、一般化できそうかをどうやって調べればよいのだろうか。日本中、いや世界中の生理痛で悩む女性全員を対象にRCTができればよいが、それはもとより不可能だ。では、200人を対象とするRCTを、参加者を変えて何度も繰り返し行うのはどうか。何度も繰り返して同じ結果が出たら、確からしいといってもよさそうだ。

　RCTを含む臨床研究では一般に、同じ試験を100回行って、うち95回で同じ結果が得られれば、その結果は確からしいと判定する（20回に1回は結果が異なっていても容認する）。しかも、実際には同じ試験を100回繰り返さなくても（1回しか行わない！）、同じ試験を100回行ったらうち95回は結果がこの範囲のどこかに入る、という範囲（95％信頼区間）を計算することができる。今回の痛み止めの薬の架空のRCTの場合、95％信頼区間は6.4％ − 33.6％と求められた。

次に、この95％信頼区間をよく眺めてみよう。痛み止めの薬のRCTを100回行ったとして、うち95回は6.4％から33.6％の間のどれかになる（少なくとも6.4％になる）。両群間の差が正の値を取るということは、痛み止めの薬を飲むほうがプラセボに比べて痛み消失割合が大きいことになり、痛み止めの薬が有効であるという結論が確からしいと考えてよい、ということになる。これがRCTを含む臨床研究における確からしさの意味であり、「統計学的有意」が示しているものだ。

P値とP値ハッキング

　統計学的有意を示すものとして、前述の95％信頼区間と同じか、それ以上によく見かけるのが「P」というアルファベットだろう。Pとはprobability（確率）の意味である。

　P値を説明するためには「帰無仮説」と「対立仮説」を説明する必要がある。再度、生理痛に悩む女性にとっての痛み止めの薬の効果を検討した架空のRCTを例に挙げる。この場合の帰無仮説は「痛み止めの薬とプラセボとで痛みに対する効果に差がない」、対立仮説は「痛み止めの薬とプラセボとで痛みに対する効果に差がある（痛み止めの薬により効果がある）」となるだろう。

　まずは帰無仮説が正しいと仮定する。その上で、生理痛に悩む女性の集団からランダムに200人を選び、同じRCTを無限回行うと仮定しよう。RCTの結果はそのたびに違うだろうが、もし帰無仮説が正しければ、両群間に差がなかった回数が最も多くなり、その前後に正規分布すると考えられる。もし、実際にやってみたRCTの結果（痛み消失割合は、痛み止め薬群60％、プラセボ群40％だった）と同じか、さらに極端になる可能性が5％より少なければ（P<0.05であれば）、この結果は「統計学的に有意」つまり、帰無仮説を棄却して、対立仮説を採用できる。このプロセスを仮説検定（有意性検定）と呼ぶ。

　ここで5％という数値自体に特別な意味はなく、臨床研究の有意性検定で

は通常 5% が採用されているからにすぎない。95% 信頼区間が「20 回に 1 回（= 5%）は外れていても容認する」のと同じだ。

　にもかかわらず研究者が「P<0.05」にこだわり、どんな手を使ってでも（？）結果に「P<0.05」を求めたがる傾向があることは否定できない。これを「P 値ハッキング（p-hacking）」と呼ぶ。P 値ハッキングが横行する理由は、統計学的有意差が示された臨床研究ほど論文として出版されやすく、したがって同じ分野の研究者、さらには社会全体から注目されやすく、新薬開発なら薬の承認や売上といった経済的価値に直結するからだ。残念ながら、P 値ハッキングは世界中で見られている。

　P 値ハッキングに関連して、「統計学的に有意」であることと、その結果が健康や医療に関する意思決定において「有意（意味がある）」であるということは、必ずしも同じではないことにも留意しておきたい。たとえば、先の RCT で、痛み消失割合が、痛み止め薬群 58%、プラセボ群 52% だった場合に、その差が「統計学的に有意」になることはあり得る（一般に、研究参加者数（サンプル数）が十分に多ければ、わずかな差でも統計学的に有意になりやすい）。しかし、生理痛に悩む女性にしてみれば、せいぜいその程度の差しかないのであれば薬を飲まない選択をするかもしれない。「統計学的に有意」は、結果がどのくらいまれにしか起こらないかの指標であって、それが重要であることの指標ではない [43]。

【コラム】誤解を招く図：グラフの縦軸問題

　臨床研究の論文では、主な結果が図や表の形式で示されることが多い。特に図は、文字を読まなくても視覚的に内容を捉えられる（少なくとも、捉えられたつもりになれる）ので便利であり、理解を助けてくれる。臨床研究の論文は英語で書かれていることがほとんどなので、言語の壁を超えられる意味でも図は重要だ。

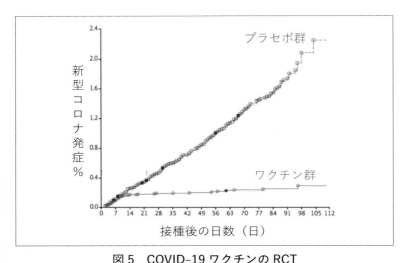

図 5　COVID-19 ワクチンの RCT
出典：N Engl J Med 2020；383：2603-2615. Figure 3

　だが同時に、図であるためにかえって誤解を招くこともある[60]。誤解を招く例としてよくあるのが、図の縦軸の操作だ。縦軸の間隔を広げれば少しの差でも大きく見えるし、逆に間隔を狭めれば差があってもわかりにくくなる。

　COVID-19 ワクチンの RCT[47]（p.67 参照）の結果をもう一度見てみよう（図 5）。この図の横軸は接種後の日数、縦軸は COVID-19 の発症の累積を示す。プラセボ接種群は日数が経つと発症者がどんどん増えていくが、ワクチン接種群では 14 日後ぐらいからほぼ水平となり、その差は歴然だ。

　だが、このグラフの縦軸の上端は 2.4％であることに注目してほしい。上端を 2.4％にすることで縦軸の間隔を広げ、差が強調されている。もしこのグラフの縦軸の上端が 100％だったとしたら、グラフの見え方はかなり違っているはずだ。

　論文の著者が研究結果やその解釈をわかりやすく示したいと考えるのは当然だろう。だがそれが過剰になると、結果を誇張して見せることにつながりかねない。論文を読むときも、著者が図をどのように作成しているかを考えながら読むことを勧めたい。

【コラム】6S ピラミッドと診療ガイドライン

　ここまでの EBM のステップ 1 ～ 3 で、臨床研究の論文を読む手順がおおよそつかめたのではないだろうか。だが実際には、個々の PICO について医学系論文のデータベースを検索し、見つかった複数（ときには膨大な数に上ることもある）の論文を吟味しながら読み込み、その結果を統合するという一連の手順を踏むというのは、あまり現実的とはいえないだろう。あらかじめ統合された資料（二次資料）をうまく利用できれば、より効率的に EBM が実践できるはずだ。

　そこで提唱されたのがピラミッドの考え方だ。2001 年に発表された最初のピラミッドは、個々の臨床研究（Studies）がいちばん下にあり、次いで複数の臨床研究の統合（Synthesis）、EBM の手順に沿った梗概（Synopses）と続き、いちばん上に意思決定支援システム（System）があるもので「4S ピラミッド」と呼ばれていた[61]。統合（Synthesis）はコクラン・レビューなどのシステマティック・レビュー（p.67 参照）、梗概（Synopses）は臨床研究のエッセンスをコンパクトにまとめたもの（それだけを集めた学術誌もある）を指す。いちばん上のシステム（System）は、こうした質の高い情報源がコンピュータに入っていて意思決定を支援してくれるような（想像上の）理想のシステムであった。

　「4S ピラミッド」はその後、「5S ピラミッド」[62]、さらに「6S ピラミッ

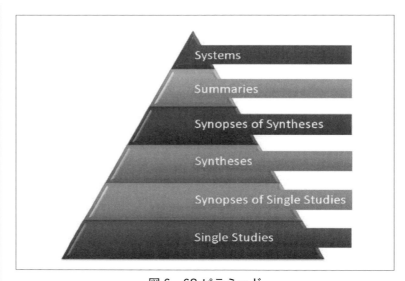

図6　6S ピラミッド
出典：Ann Intern Med 2009；151：JC3-2, JC3-3

ド」[63, 64] に発展していった。「6S ピラミッド」は上から順に、

1　システム：2以下と患者の個人記録（カルテ）を合体させたシステム

2　要約：診療ガイドラインや EBM の考え方に沿った電子教科書

3　統合の梗概

4　研究の統合：システマティック・レビュー

5　個々の研究の梗概

6　個々の研究：文献データベースで検索

となっている（図6）。このピラミッドは、理想的なシステムが実現できれば、医師は最も効率的に意思決定ができるだろうという期待を表しているといえるだろう[65]。

　システムまではいかないが、その下にあたる診療ガイドラインはかなり浸透してきた。診療ガイドラインとは「健康に関する重要な課題につ

いて、医療利用者と提供者の意思決定を支援するために、システマ
ティック・レビューによりエビデンス総体を評価し、益と害のバランス
を勘案して、最適と考えられる推奨を提示する文書」と定義されている
（日本医療機能評価機構 Minds による定義）[52]。推奨はするが、どの患
者に対しても適用させなければならないルール（規制）ではない。

　だからこそ、医療の提供者（医療従事者）だけでなく、利用者（患
者）の価値観や希望も反映したものであることが望ましい。そのため、
診療ガイドラインの作成グループの委員として参加することをはじめ、
さまざまな方法で、患者・市民参画（Patient and Public Involvement；
PPI）を進めることを重視している。

EBM のステップ４：エビデンスの適用

　EBM のステップに沿って、ステップ１～３を見てきた。診療ガイドライ
ンを調べれば、自分で論文を検索したり集めた論文を批判的に吟味したりしな
くても、統合されたエビデンスを効率的に得ることができるようにもなった。

　だが、大切なのは、得られたエビデンスを、自分（あるいは患者）のフォ
アグラウンドの疑問に適用できるか、適用してよいか、という問題だ。
EBM のステップ１～５の中で最も重要なのが、このステップ４だ。

　改めて、20 歳の女子大生 A 美の PICO（p.52 参照）に、検索して見つけ
た RCT（p.70 の文献 54 参照）の結果が適用できるのかを考えよう。この
RCT の結果、低炭水化物ダイエットのほうが、体重が余計に減少していた
ことがわかった。では、A 美は低炭水化物ダイエットにトライすべきだろ
うか。

　ステップ４で確認するのは、(1) 論文の臨床研究の参加者（P）が A 美と
どれだけ似ているか、(2) 論文の臨床研究の介入（I）が A 美に実施できる
か、そして (3) 論文のアウトカム（O）が A 美の希望に沿っているか、と

いう点だ。さらに、(1) ～ (3) 以外にも検討すべき点がないかも考えてみ
よう。

　まず参加者（P）に関して、A 美は「20 歳の女子大生で BMI は 23.2、や
やぽっちゃりしているが肥満ではない」、それに対して論文の低炭水化物ダ
イエット群の P は、平均年齢 45.8 歳、女性 88%、アジア系人種はわずか 1%
にすぎなかった。また、平均 BMI は 35.2、そして平均腹囲は 108.4cm だっ
た。A 美とはかなり（ものすごく）違う。次に介入（I）に関して、論文の
低炭水化物ダイエットは、食事の炭水化物を 40g/ 日に抑えるというもの
だった。だが、米飯主体の日本でこれを実行するのはかなり難しい。お茶碗
1 杯のご飯は約 150g で、米飯 100g 中に含まれる炭水化物は 37.1g[66] なので、
1 日にお茶碗 1 杯も食べられないことになる。さらにアウトカム（O）は、
論文では確かに体重が余計に減っていたが、そもそも A 美の希望は「痩せ
てカッコよく」なることであり、カッコよくなるだけなら、ほかにも方法が
あるかもしれない。さらに、低炭水化物ダイエットによって、かえって元気
がなくなる、集中力が低下するといった体へのデメリットもあるかもしれな
い。家族や友人との食事の際に自分だけ違うメニューにすることが、精神的
な負担になってしまうかも……。

　結局、シナリオの A 美は、論文検索で見つけたこの RCT の結果を、自分
には適用しないことにした。その結果、「痩せてカッコよく」なれなかった
か、それとも別の方法で「痩せてカッコよく」なれたかはわからない。A
美自身がステップ 1 ～ 4 を振り返り（これが EBM のステップ 5 だった）、
新たな道を進んでいくのを見守ることにしよう。

EBM の限界

　健康や医療に関する信頼性の高い情報を求めて、論文というエビデンス、
さらにエビデンスを意思決定や行動に生かすための EBM の考え方にたどり
ついた。そして、EBM のステップに沿って論文の検索や批判的吟味、さら
にはその適用について学んだ。

だが、論文に示されている臨床研究の結果は、あくまで過去にその研究に参加した、目の前の患者（自分）とは別の人に起きたことに過ぎない。たとえたった一人でなく集団を対象にしていても、たとえ統計学的に有意な結果が得られたとしても、それが患者（自分）の未来に必ず起こるとは限らない。もしかしたら患者（自分）には、別の何かが起こるかもしれない。それは誰にもわからない。こうした不確実性があることは、エビデンスの限界として覚悟しておきたい。

またそもそも、患者（自分）のPICOにぴったり合った論文が存在しないかもしれない。自分が立てたPICOと同じPICOを検討した臨床研究は、世界中でまだ誰も行っていないかもしれない。もしそうなら論文を情報源として患者（自分）の疑問を解消することは難しいだろう。

そのような場合、患者が自ら研究する、あるいは研究してくれる人を探したり、そのための資金を集めたりすることも考えられるだろう。研究者を職業としない市民が科学的活動に携わるシチズンサイエンスが世界的に拡大しつつある[67]。後者の例として、NPO法人肺がん患者の会「ワンステップ」の取り組みを紹介したい。「ワンステップ」理事長の長谷川一男さんは、2010年、39歳のときにステージ4の肺がんと診断された。治療のためにさまざまな抗がん剤を使ってきたが、抗がん剤の中には日本で使用できない薬があることを知り、自ら立ち上がって資金集めや製薬企業との交渉を行い、"患者主導型"医師主導治験の実施にこぎつけた[68,69]。

COVID-19の経験を経た今日、EBMの発展形ともいえる「EBM+」が提唱されている[70]。1990年代にEBMの普及に大きな役割を果たしたトリシャ・グリーンハル医師[71]によると「EBM+」は「確率的な臨床研究や疫学研究と同等に、メカニズム的なエビデンス（ある現象がどのような要因や相互作用によって引き起こされているかを説明することを目的とした研究）をも体系的に考慮するアプローチ」を指す。つまり、COVID-19のような複雑かつ緊急を要する脅威に対しては、質の高いRCTの結果を待ってから対策を講じる時間的余裕がないので、これまでのエビデンス・ピラミッドでは低く

位置付けられていた（あるいはほとんど考慮されていなかった）実験室内の研究、数学的モデリング研究、工学的な研究、実社会でのケーススタディなどにも手を広げて（もちろん強弱はあるものの）意思決定・行動に活用していく、という考え方といえるだろう[72]。グリーンハル医師自身が強調するように、これはEBM以前の時代に逆戻りすることではなく、複雑かつ不確実な現実の問題に対処するための深化と捉えることができるだろう。

参考文献

1) 小林康夫、船曳建夫（編）：知の技法：東京大学教養学部「基礎演習」テキスト. 1994；東京大学出版会.

2) Else H：How a torrent of COVID science changed research publishing - in seven charts. Nature 2020；588：553

3) 北澤京子：スマホで解決する疑問、しない疑問. 医療プレミア（2016年9月19日）. https://mainichi.jp/premier/health/articles/20160916/med/00m/010/005000c）を大幅に加筆・修正

4) 国立国語研究所「病院の言葉」委員会（編著）：病院の言葉を分かりやすく－工夫の提案－. 2009；勁草書房. ウェブ版 https://www2.ninjal.ac.jp/byoin/

5) 内閣府：内閣府におけるEBPMへの取組. https://www.cao.go.jp/others/kichou/ebpm/ebpm.html

6) 松村一志：エビデンスの社会学：証言の消滅と心理の現在. 2021；青土社.

7) Guyatt GH：Evidence-based medicine. ACP J Club 1991；114：A-16

8) Evidence-Based Medicine Working Group：Evidence-Based Medicine. A New Approach to Teaching the Practice of Medicine. JAMA1992；268：2420-2425

9) トーマス・クーン（著）, 中山茂（訳）：科学革命の構造. 1971；みすず書房.

10) Sackett DL, Richardson WS, Rosenberg W, Haynes RB：Evidence-

based Medicine：how to practice and teach EBM. 1997；Churchill Livingstone.

11）Haynes RB, Devereaux PJ, Guyatt GH：Physicians' and patients' choices in evidence based practice. BMJ 2002；324：1350

12）南郷栄秀：EBM の 5 つの step. http://spell.umin.jp/EBM.htm#EBM5steps

13）名郷直樹：EBM 実践ワークブック − よりよい治療をめざして −. 1999；南江堂.

14）DeNA：プレスリリース　当社運営のキュレーションプラットフォームについてのお知らせ（2016 年 11 月 29 日）. https://dena.com/jp/press/3255/

15）DeNA：IR ニュース　第三者委員会調査報告書の受領及び今後の対応方針について（2017 年 3 月 13 日）.https://ssl4.eir-parts.net/doc/2432/tdnet/1450398/00.pdf

16）DeNA：IR ニュース「第三者委員会調査報告書の全文開示公表のお知らせ」（2017 年 3 月 13 日）. https://ssl4.eir-parts.net/doc/2432/tdnet/1450400/00.pdf

17）朽木誠一郎：健康を食い物にするメディアたち ネット時代の医療情報との付き合い方. 2018；ディスカヴァー・トゥエンティワン.

18）Google 検索セントラルブログ：日本語検索の品質向上に向けて（2017 年 2 月 3 日）.https://developers.google.com/search/blog/2017/02/for-better-japanese-search-quality?hl=ja

19）国立がん研究センター：プレスリリース　国立がん研究センターとヤフーが連携「Yahoo！検索」結果画面上部に「がん情報サービス」の情報提供枠新設 インターネットでの正しい医療情報の入手、適切な治療選択へつなげることを目指す（2018 年 1 月 30 日）. https://www.ncc.go.jp/jp/information/pr_release/2018/0130/

20）鳥海不二夫、山本龍彦：デジタル空間とどう向き合うか　情報的健康の実現をめざして. 2022；日経 BP/ 日本経済新聞出版.

21）有田正規：学術出版の来た道．2021；岩波書店．

22）佐藤翔：medRxiv の挑戦　医学分野対象のプレプリントサーバーの登場．医学界新聞（2019 年 8 月 5 日）．https://www.igaku-shoin.co.jp/paper/archive/y2019/PA03333_03

23）科学技術振興機構（JST）：プレスリリース JST のプレプリントサーバー「Jxiv（ジェイカイブ）」の運用開始〜日本で初めての本格的なプレプリントサーバー〜（2022 年 3 月 11 日）．https://www.jst.go.jp/pr/info/info1551/index.html

24）Chawla DS：Japan launches preprint server – but will scientists use it? Nature 2022 Jun 6. doi:10.1038/d41586-022-01359-x.〔Online ahead of print〕

25）Relman AS：The Ingelfinger Rule. N Engl J Med 1981；305：824–826

26）山崎茂明：論文投稿のインフォマティクス．2003；中外医学社．

27）Jaklevic MC：Strong caveats are lacking as news stories trumpet preliminary COVID-19 research. HealthNewsReview.org blog（published April 1, 2020.）

28）Falsification：Most Frequent Misconduct. ORI Newsletter 2005；13（2）：6. https://ori.hhs.gov/sites/default/files/vol13_no2.pdf

29）黒木登志夫：研究不正 科学者の捏造、改竄、盗用．2016；中公新書．

30）京都府立医科大学：「Kyoto Heart Study」臨床研究に係る調査報告（2013 年 8 月 9 日）厚生労働省　第 1 回高血圧症治療薬の臨床研究事案に関する検討委員会（2013 年 8 月 9 日開催、資料 2-1）.https://www.mhlw.go.jp/file/05-Shingikai-10801000-Iseikyoku-Soumuka/0000014896.pdf

31）理化学研究所：プレスリリース 研究論文（STAP 細胞）の疑義に関する調査報告について（2014 年 4 月 1 日）．https://www.riken.jp/pr/news/2014/20140401_1/

32）Retraction Watch：ウェブサイト．https://retractionwatch.com/

33) 福原俊一：臨床研究の道標（第2版）＜下巻＞．2017；健康医療評価研究機構．

34) OECD：OECD Health Statistics2022 ウェブサイト．https://www.oecd.org/health/health-data.htm

35) 照屋浩司：「コホート」の雑学．民族衛生 2008；74：97-98

36) 九州大学大学院医学研究院衛生・公衆衛生学分野久山町研究室：久山町研究とは．https://www.hisayama.med.kyushu-u.ac.jp/about/index.html（2022年8月10日閲覧）

37) 増山元三郎（編）：サリドマイド―科学者の証言.1971；東京大学出版会．

38) 佐藤嗣道：サリドマイド薬害について（厚生労働省第3回薬害を学び再発を防止するための教育に関する検討会（2010年9月14日開催 資料1）．https://www.mhlw.go.jp/stf2/shingi2/2r9852000000rwbu-att/2r9852000000rwjg.pdf

39) 佐藤嗣道：薬害（日本薬剤疫学会ファーマコビジランス・スペシャリスト（PVS）講習会（2019年10月11日開催資料).https://www.jspe.jp/education/pdf/2021up_yakugai.pdf

40) Jenicek M（著）、西 信雄、川村 孝（訳）：EBM時代の症例報告．医学書院；2002．

41) Holshue ML, DeBolt C, Lindquist S, et al：First Case of 2019 Novel Coronavirus in the United States. N Engl J Med 2020；382：929-936

42) BMJ Case Reports：ウェブサイト.https://casereports.bmj.com/

43) トム＆デイヴィッド・チヴァース：ニュースの数字をどう読むか―統計にだまされないための22章（ちくま新書).2022；筑摩書房．

44) 南郷栄秀：Beginners' Training Sheet for Clinical Trial（ver.6.2）．http://spell.umin.jp/BTS_CT6.2.pdf

45) 厚生労働省：新型コロナワクチンについて．https://www.mhlw.go.jp/stf/seisakunitsuite/bunya/vaccine_00184.html

46) 厚生労働省：プレスリリース 医薬品医療機器等法に基づく新型コロナ

ウイルスワクチンの特例承認について（2021年2月14日）. https://www.mhlw.go.jp/stf/newpage_16734.html

47）Polack FP, Thomas SJ, Kitchin N, et al：Safety and Efficacy of the BNT162b2 mRNA Covid-19 Vaccine. N Engl J Med 2020；383：2603-2615

48）アーチー・コクラン：効果と効率：保健と医療の疫学. 1999；サイエンティスト社. 原著『Effectiveness and Efficiency: Random Reflections on Health Services』1972.

49）Cochrane：ウェブサイト. https://www.cochrane.org/ja/about-us/difference-we-make

50）Guyatt GH, Oxman AD, Vist GE, et al：GRADE：an emerging consensus on rating quality of evidence and strength of recommendations. BMJ2008；336：924-926

51）Murad MH, Asi N, Alsawas M, Alahdab F：New evidence pyramid. Evid Based Med 2016；21：125-127

52）Minds診療ガイドライン作成マニュアル編集委員会（編）：Minds診療ガイドライン作成マニュアル2020 ver.3.0（2021）. https://minds.jcqhc.or.jp/s/manual_2020_3_0

53）相原守夫：診療ガイドラインのためのGRADEシステム 第3版. 2018；中外医学社.

54）Bazzano LA, Hu T, Reynolds K, et al：Effects of Low-Carbohydrate and Low-Fat Diets：A Randomized Trial. Ann Intern Med 2014；161：309-318

55）CASP UK：ウェブサイト. https://casp-uk.net/

56）北澤京子：海外トピックス CASP国際ネットワークが7月に初会合 医学論文を批判的に吟味する方法学ぶ. 日経メディカル 1999；9：29

57）北澤京子, 佐々木順一, 中山健夫：全国6年制薬学部・薬科大学におけるEvidence-Based Medicine（EBM）教育に関する質問紙調査. 薬学教育

2017；1（論文 ID: 2017-007）

58）高垣伸匡, 水野成人, 田内義彦, ほか：神戸薬科大学における EBM ワークショップの導入と評価. 薬学教育 2020；4（論文 ID: 2019-032）

59）北澤京子：患者のための医療情報収集ガイド（ちくま新書）2009；筑摩書房.

60）アルベルト・カイロ：グラフのウソを見破る技術 マイアミ大学ビジュアル・ジャーナリズム講座. 2020；ダイヤモンド社.

61）Haynes RB：Of studies, syntheses, synopses, and systems：the "4S" evolution of services for finding current best evidence. ACP J Club 2001；134：A11-13

62）Haynes RB：Of studies, syntheses, synopses, summaries, and systems: the "5S" evolution of information services for evidence-based health care decisions. ACP J Club 2006；145：A8

63）DiCenso A, Bayley L, Haynes RB：ACP Journal Club. Editorial：Accessing preappraised evidence：fine-tuning the 5S model into a 6S model. Ann Intern Med 2009；151：JC3-3

64）McMaster University：Resources for Evidence-Based Practice：The 6S Pyramid. https://hslmcmaster.libguides.com/ebm

65）Alper BS, Haynes RB：EBHC pyramid 5.0 for accessing preappraised evidence and guidance. Evid Based Med 2016；21：123-125

66）文部科学省：食品成分データベース 日本食品標準成分用 2020 年版（八訂）. https://fooddb.mext.go.jp/index.pl「穀類 / こめ /［水稲めし］/ 精白米 / うるち米」で検索

67）日本学術会議若手アカデミー：提言 シチズンサイエンスを推進する社会システムの構築を目指して（2020 年 9 月 14 日）. https://www.scj.go.jp/ja/info/kohyo/pdf/kohyo-24-t297-2.pdf

68）黒田壮吉：10 億円超の治験を患者が提案 命への思い、進めた一歩. 朝日新聞アピタル（2020 年 10 月 15 日）. https://digital.asahi.com/articles/

ASNBH3J5JNBDUTIL01B.html

69）ジャパンキャンサーフォーラム（JCF）：患者提案型医師主導治験 KISEKI trial ～誰も置き去りにしない その軌跡をご報告～（2021 年 8 月 21 日 開 催）. https://www.japancancerforum.jp/programs/2021/program4659

70）Tresker S : Treatment Effectiveness and the Russo–Williamson Thesis, EBM+, and Bradford Hill's Viewpoints. Int Stud Philos Sci 2021：34：131-158

71）Greenhalgh T : How to Read a Paper：The basics of evidence based medicine. 1997；BMJ Publishing Group.

72）Greenhalgh T, Fisman D, Cane DJ, et al：Adapt or die：how the pandemic made the shift from EBM to EBM+ more urgent. BMJ Evid Based Med 2022；27：253-260

3 健康と医療情報を吟味する 「メディアドクター指標」

渡 邊 清 高

 ## はじめに

　健康・医療を話題とする情報は日々大量に発信され、私たちがインターネットやテレビ、新聞、雑誌などを通して目にしない日はない。受け手である市民、患者・家族の意思決定に少なからず影響を与える健康や医療の情報。その内容は正しく生み出され、報じられ、そして適切に伝えられているだろうか。情報源となる研究者・医療者は的確に研究成果を発信しているだろうか。本稿では、健康や医療情報の質向上の取り組みを紹介し、情報の吟味を通して適切に情報を受けとめ、伝えるために必要な要素について議論したい。海外で医学研究の報道事例を評価する仕組みとして始まった「メディアドクター」[1] が、わが国の医療情報とメディアの特性に応じて、「日本版メディアドクター研究会」として独自の進化を遂げ[2]、健康・医療情報の質改善にとどまらず、情報伝達や相互理解・コミュニケーションの向上を図る活動として継続していることを紹介する。

 ## 「血液1滴で、かくれ○○を診断する画期的な検査法が開発！」は適切か？

　「ある病気 X に対して、血液1滴で新たに有効な検査法 A が開発された」といった医療情報を目にしたときに、どのような印象を持つだろうか。記事の脇には、目を見開いて驚いた表情の人、ちょっと運動不足気味の人、疑問

や不安で頭を抱える人、小さく記載された「この体験談は個人の感想です」「効果には個人差があります」の文字、脇には「広告」の印が。情報を目にしたときに、この検査法は、基礎研究段階か、動物実験の結果なのか、人に対する評価に基づくものであるのかについて明記されていなければ、これを読んだ患者・家族は、すぐにでも近くの医療機関で手軽に受けられる検査であると誤解しかねない。検査や診断の方法として確立しているものなのか、検査の結果が信頼できるものか、見逃しや見落としがないものなのか、仮に検査で引っかかった（陽性と判定された）場合に、その結果は信頼できるものなのか、検査で「異常なし」（陰性と判定された）の場合に、本当に安心してよいのか。さらに言えば、そもそも「ある病気X」とは、深刻な病状なのか、どんな健康上のリスクがあるのか。見つかったとして「かくれ○○」とは、治療の必要のある病気なのか、診断を受けることによって、その後の予防や治療に役立つのか。新しい「画期的な」検査や、診断のための精密検査、治療や治療に伴う不安は妥当なものなのか、「血液1滴」のお気軽感とはほど遠い「多角的な」視点から、メリットとデメリットを考える必要がある。

「信頼性」「確からしさ」を見極めて情報を吟味する

　世界トップレベルの平均寿命、そして健康寿命の伸長に伴い、健康意識への関心は高くなってきている。一方で、健康を脅かされる「病」への不安に乗じて、これまで病気として扱われていなかったものをあたかも病気のように（もしくは、深刻な状況のように）とらえ、不安をあおることで検査に誘導したり、放置することが害悪であるように伝えられれば、受け手である読者をいたずらに不安に陥れたり、冷静に対応する機会を逸したり、より効果が確実な既存の検査や診断から遠ざけてしまう事態も起こりうる。一方、薬の副作用を強調するあまり、治療によって得られるメリットを適切に伝えなければ、患者をいたずらに不安に陥れたり、治療効果が望める治療から患者を遠ざけたりしてしまう事態にもなりかねない。

「メディアドクター」の取り組み

　2007 年に東京大学で開講されていた医療政策人材養成講座[3]の受講生有志により、医療者とジャーナリストがともに同じ記事を読み、10 の視点（評価項目）で評価する、という検証作業がはじまった。健康や医療に関する報道についての問題意識として、報道されている医療に関する記事が「不十分」であり、適切な健康・医療上の判断を行う上で「改善すべき点がある」ことが共有された。一方で、どのような点に課題があり、どうすれば適切に情報を伝えることができるのかという課題も挙げられた。具体的な評価に使用した指標は次項で解説するが、医療についての研究成果を発信する研究者も、その内容を発信するジャーナリストも共通認識として感じたことは、情報を評価することを通して、健康や医療情報の発信における課題を議論しつつ、より適切な情報提供についての「つくる・伝える・受けとめる」のそれぞれのプロセスを改善する必要があるということであった。その上で、報道の書き手であるジャーナリスト、読み手である市民・患者に対して継続的な発信を行うことが必要であるという認識で一致した。この評価作業では2004 年以降、海外で行われているメディアドクターの評価項目と手法を参考とした。オーストラリアで始まった「メディアドクター」は、医療・保健分野の報道の質を評価・公表することで、患者・家族、そして一般に向けて適切な情報発信を促す活動である。こうした活動は、2005 年にはカナダ、2008 年には米国でも始まっていた[4]。米国の例を挙げると、疫学者や医療従事者、研究者などによる評価チームを組織し、新規性、アクセス、代替性、あおり（病気づくり）、エビデンスの質、効果の定量化、弊害、コスト、情報源の独立性、プレスリリース依存の 10 の項目を指標に採点し、結果をインターネット上で公開している[5]。

医療者とジャーナリストの協業からはじまった 「日本版メディアドクター」

　研究者主体で公衆衛生学的な評価の枠組みで始まった海外とは異なり、わが国では、医療に関する報道をより良くするための取り組みとして、海外を参考にしつつも、現場の医療者・研究者とジャーナリストが同じテーブルにつくところから議論が始まった。「医療をともに動かす」を共通のゴールとし、医師だけ、メディアだけが集まり互いに批判するというのでははなく、異なる立場の人材が、健康や医療に関する情報発信の課題を具体的に解決する動きにつなげるものとして「メディアドクター」はスタートしている。医療者からは、メディアは医療の一面的な視点だけを取り上げて、「不利益」「副作用」など医療全体への不信感をあおっているのではないか、という問題意識があり、一方で、メディアからは医療者や研究者は患者・市民に対して情報発信を十分行っていない、対話が不足しているのではないか、という課題が投げかけられていた。2007 年に発足した「日本版メディアドクター研究会」では、当初からメディアと医療者が顔を突き合わせて、評価方法や評価軸について合意形成しながら、ともに望ましい情報発信に向け取り組んできている [6]。

　このように、健康・医療情報を吟味するための必要な要素として議論されているのが、「メディアドクター指標」である。そのときどきの健康や医療に関する幅広いテーマについて、実際の報道事例を議論する定例会での評価を通じて、日本の実態に即した改訂を加えている（2022 年 12 月までに 80 回実施）。最新の指標の一覧を次項で紹介しよう。

医療・健康情報を見極める 「メディアドクター指標」（表1）

表1 メディアドクター指標
（治療、検査、医療機器、医薬品に関する記事の場合）

評価項目	説明文	満足	不満足
①利用可能性	どのような人の利用に適しているか、正確な情報を提供しているか？	利用可能性について適切に言及している	利用可能性について述べていない
②新規性	どのような点が新しいか、正確な情報を提供しているか？	新規性について、正確な情報を提供している	新規性について述べていないか、不正確
③代替性	既存の代替できる選択肢と比較しているか？	代替し得る選択肢について言及している	選択肢について述べていない
④あおり・病気づくり	あおりや病気をつくり出す内容になっていないか？	対象となる疾患の不安をあおる要素がない	不安をあおる要素がある
⑤科学的根拠	科学的根拠の質を踏まえて書かれているか？	出典や科学的根拠の質に基づいて言及している	意見か事実か不明確
⑥効果の定量化	効果を適切に定量化しているか？	効果を定量的に述べている	定量的に述べていないか、誤解を与える
⑦弊害	弊害について、正確でバランスのとれた情報を提供しているか？	可能性がある有害事象について述べている	有害事象を述べていないか、バランスを欠く
⑧コスト	入手・利用などに必要な費用について述べているか？	コストについて述べている	コストについての言及が過小
⑨情報源と利益相反	情報源・研究開発の主体（研究機関・研究者など）・資金源など、利益相反について読者が判断できるように述べているか？	情報源と利益相反の可能性について言及している	情報源や利益相反について不十分
⑩見出しの適切性	見出しは、内容を適切にわかりやすく要約しているか？	記事の内容を正確に表している	センセーショナルに扱い誇張している

「新しさ」と「確からしさ」を考える
―メディアドクター指標を用いた評価の実際

　冒頭の架空記事を例にとると、「②新規性（既存の検査方法と比べてどの点が新しい知見であるか明確に述べている）」は満足できると判断されても、「①利用可能性（その検査について、誰が、どのようにすれば利用できるか、どんな人が対象か、についてわかりやすく述べている）」「③代替性（利用できるほかの選択肢についての言及があり、比べることができる）」「④あおり・病気づくり（対象疾患であるＸに対する不安を過度にあおる要素がない〔冷静に伝えている〕）」について不十分な記事であれば、報道された検査について、「どこで受けられるか、ほかの検査はないか、そもそも必要なものなのか」について、考慮するために必要な情報を得られないか、間違って受け入れてしまうことにつながる。私たちの日々手にする情報では専門家や権威者、その検査の経験者の声が情報源を補強するものとして取り入れられることが多いが、元となる研究結果について「⑤科学的根拠（意見と科学的事実を区別し、必要な場合は出典や研究デザインについて言及している）」を踏まえて記載されていると、報じられた内容の科学的妥当性について読み手側が判断することができる。「⑥効果の定量化（検査の場合であれば、○％の感度／○％特異度がある、陽性的中率など）」がなされていたり、「⑦弊害（検査に伴う有害事象、偽陽性など）」「⑧コスト（検査実施による個人負担、精密検査に必要な費用、さらには社会的なコストなど）」についての言及がなされていると、新規に適用できる技術という視点だけではなく、医療制度や政策、社会的な影響について考察するときに有用であろう。

　前述の評価作業では、複数の記事を評価したところ、新規性を重視すればエビデンスの質についての言及が不十分になる傾向がみられた。速報性を重視すれば研究デザインや結果の適用可能性について十分に言及する文面のスペースが確保できない、もしくは記事の性格上当てはまらない、あるいは言及できない場合もある。メディアドクターでは受け手である患者・家族、市

民の視点から、その記事を読んで「健康上の判断や意思決定を行う場合に有益であるかどうか」についての評価を行っている。そのため新しい創薬や基礎研究、新規の検査法開発など、研究段階にある情報については、①利用可能性についての言及を添えることで、読み手はどのくらい待てばその医療を享受できるか、実現可能性も含めて判断することができると考えられる。

「メディアドクター指標」徹底解説

　これから、10 の「メディアドクター指標」について、その意味合い、なぜそれが重要なのかについて紹介していく。

　わかりにくい項目は、読み飛ばしてあとで確認してもよく、情報の中身によってはあまり当てはまらないものがある場合もあるので、気軽にご覧いただきたい。何となく、「わかったつもり」で受け入れていた情報や、「身体によい」「健康づくり」「専門家のお勧め」という言葉に流されて、あまり深く考えていなかった情報について、自身や家族、周りの大切な人で当てはめて考えるときの参考になれば幸いである。

①利用可能性：どのような人の利用に適しているか、正確な情報を提供していますか？

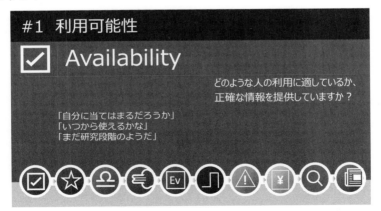

「利用可能性」とは、その医療情報がどのような人に当てはまり、誰がその薬や治療を使えるのかについて適切な情報が書かれているかを見る項目だ。

　たとえば、「Aさんが○○という治療でがんが治った」「○○という物質で、がん細胞の数が減った」という記述があったとしよう。この情報をもとに、「○○を使えばがんが治る」と考えるのは注意が必要である。その物質は「薬」や「治療」として手に入るものなのか、そして「どんな人に」「どんな場合に」効果が期待できるのかまで確認することで、それが自分自身や大切な人に当てはまる情報なのかを一度立ち止まって考える機会につながる。

　新しい医療や治療は、公になり広く世の中に、そして医療現場に届く「前」にニュースになり注目される。新しい健康や医療情報に接したときに、「その内容は自分に当てはまるの？」と思い返してみることが大切だ。新しい情報に接すると、もうすぐその治療が入手できる、たとえば薬局の窓口で買えるとか、かかっている医療機関で受けられる、という印象を持つかもしれない。実際には、市場に出回ったり医療機関で一般的に行われるようになったりするまでに数年以上かかることはしばしばある。製品開発や企業の業績を考える上で、研究開発段階のニュースを伝えることは意義があるが、患者や当事者としてその情報を受けとめるときには留意が必要といえる。あたかも「すぐに利用可能」であるように伝わってしまう場合もあり、「メカニズムが期待される（薬剤としての可能性は未知数）」のか、「有効性を臨床試験で評価する予定」であるのか、「医療保険が適用されるが、特定の病気や状態などの条件がある」などの情報が併せて伝えられることによって、受け手である患者や市民にとって、適切に利用可能性を判断することができる。

　薬剤や医療には開発段階があり、日本では厚生労働省や独立行政法人　医薬品医療機器総合機構（PMDA）が研究開発段階の薬剤や医療機器に関する情報を発信している。人を対象とする臨床研究によって、有効性と安全性が段階を経て評価され、承認プロセスを経て広く利用可能になる仕組みだ。情報源のなかには、開発のどの段階かを明示していたり、背景になる臨床試

験について出典を記載したりしているものもあるので確認してみるとよいだろう。海外で承認されているものが国内では利用できない場合や、その逆の場合もあり、情報も刻々と更新されている。最新の治療開発や診断については、担当医に確認するとよいだろう（第2章 EBM のステップ3，ステップ4、p.70，p.81 参照）。

関連情報

・治験等の情報について（厚生労働省）
国内で実施されている医薬品および医療機器に係る治験を含む臨床研究の情報や、開発中の新薬情報について掲載している。
https://www.mhlw.go.jp/stf/seisakunitsuite/bunya/inform.html
・一般の方におすすめのコンテンツ（PMDA）
くすりを使用するときに知っておきたいQ &A、患者向け医薬品ガイド、ワクチン接種を受ける人向けガイド、副作用マニュアル、副作用被害救済制度などの情報が紹介されている。
https://www.pmda.go.jp/pnavi-01.html
・くすりの開発（日本製薬工業協会）
薬の開発プロセス、安全性や有効性に関する情報がイラストを用いてわかりやすく紹介されている。
https://www.jpma.or.jp/junior/kusurilabo/development/index.html

②新規性：どのような点が新しいか、正確な情報を提供していますか？

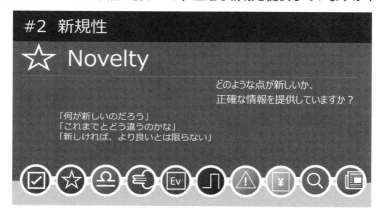

　「新規性」とは、情報の内容が最新のものか、これまでと比べてどんな点が新しいか、について確認する項目だ。健康や医療に関する情報は日々更新されており、新しい知見が得られることで、より良い情報に更新されたり、以前の情報が不適切であったり、不十分な内容になることがしばしばある。情報について「情報が作成された時期や発行された時期を確認する」という習慣を付けておくことをお勧めする。記事の場合は書かれた日付、書籍の場合は発行された年月日や改訂された時期をチェックするなどして、情報が古くなっていないかを確認しよう。

　ニュースや記事で取り上げられる内容はあたかも「初めて」「新規の」と持ち上げられることがあるが、実際はそうでないことが多い。さらにいえば、「新しい」からといって、「さらに良い」とは限らない。こうしたことから、「新しい」健康や医療に関する情報を得たときには、「どの点が新しいのか、これまでとどう違うのか」について確認しておく必要がある。

　製品化や産業化においては、販売促進の視点から「新規」「最新」であることを強調することはしばしばある。たとえば、作用機序が異なることや、同じ機序の薬であっても効能が異なることについても、「新しい」ことが強調されることがある。新規性について注目することは研究開発を進める上で

は重要なことであり、過去の研究をもとに新しい仮説や知見を得ることができる。詳細な背景や裏話については、真に独立した（利害関係のない）専門家でなければ見えないものもある。繰り返しになるが、「新しいこと」は、必ずしも「より良いこと」ではない。健康や医療に関する情報を伝えるときにも、どのような点が「新しい」のか、注目する必要がある。

③代替性：既存の代替できる選択肢と比較していますか？

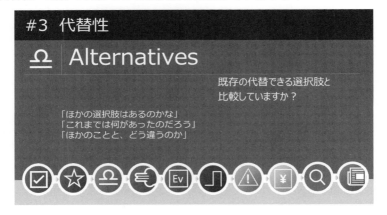

　「代替性」とは、ほかの選択肢についても記載があるかを確認する項目である。ある特定の治療や健康法について言及し「これさえやれば○○が治る」「○○にならない（予防できる）」という記述は注意が必要だ。同じ病名や症状であっても、一人ひとりの患者さんの状態などで治療の選択肢が変わってくるからだ。「これを食べれば予防できる」「これをやれば治る」というように、わかりやすい情報であればあるほど、ほかにもあるさまざまな選択肢を切り捨てている可能性があるということを心掛けておこう。一方で、「●●をしなければ病気を治せる」「●●を避ければ大丈夫」というフレーズにも要注意だ。特定の物質や食生活・生活習慣の変化によって、治療効果を期待することはない。何ごともバランスが大切なのはいうまでもない。治療や薬の内容によって、併用に注意が必要な薬剤や食品がある場合があるが、

その場合は担当医や薬剤師に確認しよう。一般向けの情報で、よいことばかり書いてある内容には要注意。ほかの方法と比較することも大切だ。

「②新規性」の項でも言及したが、健康や医療の分野において「新しい」ことは、「より良い」という意味ではない。新しい薬剤・検査・手術・手技などに関して、読み手には手元に別の選択肢についての情報も提示されているべきものだ。ジャーナリストの「新しいもの」「ニュース」について報じようとする姿勢は十分理解できる。しかしながら、「ほかの選択肢」についての言及がなければ、読み手は報じられた新たな選択肢が「唯一で最良のもの」という印象を抱き続けることになる。だからこそ、医療に関する新しい治療や検査、新たな知見については、これまで行われていて確かな実績のある既存の選択肢の文脈の上で言及されなければならない。健康や医療において「すぐに積極的な治療を受けない」代わりの「ほかの選択肢」とは、"生活スタイルの変化"であったり、"別の薬剤"や"ほかの手術方法"または"治療をしないこと""監視すること（すぐ治療はしないが、継続的に病状の変化の徴候を調べ、必要があれば積極的に治療に移行する）"といった意味合いを含んでいる。さらにはほかの治療や検査の選択肢についての議論は、手技や方法についての話題にとどまらず、有効性やコストについての内容をも含められるべきである（第1章 PICO、第2章 EBM のステップ1、p.2、p.52 参照）。

選択肢についての情報が「不満足」と判断される例

・外科的治療（手術療法）について、非手術的な代替方法について言及しないで取り上げる
・新しい検査を、すでに実施可能な別の検査について言及しないで取り上げる（検診として実施する／しない場合を含む）
・既存の方法と比較したときの利点や欠点について述べていない
・新しい治療・検査・機器・手技が既存の選択肢にどのように適応されるかについて述べていない

④あおり・病気づくり：あおりや病気をつくり出す内容になっていませんか？

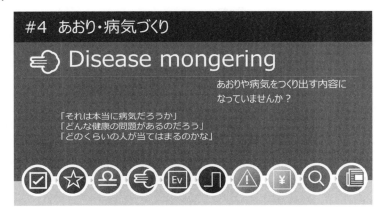

「あおり・病気づくり」とは、本来深刻な病気ではないのに、危険な病気だというふうにあおって、何らかの健康や医療行動に誘導しようとしていないかを確認する項目である。本来は病気とはいえない「リスク」や「現象」にもっともらしい"病名"がつき、あたかも深刻な状態であるかのように扱われることがある。人々の注意や関心を呼び起こしたいときに、「啓発」の意味で必要な場合もあるものの、一方で、過度に不安をあおったり、本来必要のない健康や医療ビジネスに誘導しようとするケースがあり、メディアドクターの活動として、こうしたことが起きないよう警鐘を鳴らすためのものだといえる。

時として「新しい」病状や病気は、実は全く健康上の問題でない、ということがある。こうしたことは、健康状態の人を"医療化"（もしくは"収益化"）しようとする場合には、まさに「チャンス」になりうる。こうしたことを「あおり・病気づくり」と表現している。読み手は病状を誇張したり売り込もうとする記事を見慣れていないかもしれず、こうした情報の誘いに乗ってしまうおそれがある。

あおりや病気づくりにはいくつかのパターンがある。たとえば、

・リスク因子を病気のように言い換える。いかにも治療が必要であるかのように（たとえば、骨密度が低いことで骨粗鬆症になる）
・病気の自然経過をオーバーに伝える（早期の低悪性度の前立腺がん）
・機能的な軽度なあるいは一時的な変化を医療の対象にしようとする（一時的な勃起障害）
・正常な状態を"医療化"する（加齢、薄毛、しわ、人見知り、閉経など）
・病気が一般的なものであると"誇張"する（ドライアイを"診断"する指標を使用する）

　「あおり・病気づくり」があるかどうかは判断の問題であり、時として明らかな場合もある。過敏性腸症候群や勃起障害、ムズムズ脚症候群、骨粗鬆症は、いずれもその疾患の患者の一部については深刻な状況を起こしうるが、一方で誤った伝わり方が市民に対してなされている。
　留意点として、「あおり・病気づくり」に挙げた病状のほとんどは、生命を脅かすものではない。しばしば語られる「あおり・病気づくり」の例は、寿命の延長や心疾患や死亡の減少について、どんな生活や治療が関与したかを顧みずに、LDL コレステロール値に固執しようとすることである。一方で、統計が状況を悪化させることがありうる。症状の転帰を誇張することも起こりうる。"何百万人もの人が、足の爪白癬（水虫）に冒されている"といった表現である。
　インタビュー記事では、"悪い病状"の患者が取り上げられることがある。いかにも同じ病状のすべての人に当てはまる体験の代表例のように扱われる場合があることに注意を要する。
　話題に合っている病状について議論するときには、「有病率」について話題にするとよい。「○人に1人」「何百万の人が」という表現には、有病率が過剰に見積もられていることがあるかもしれない。

⑤科学的根拠：科学的根拠の質を踏まえて書かれていますか？

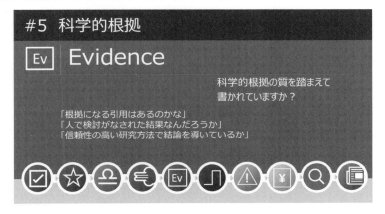

　医療情報において「科学的根拠（エビデンス）」はとても重要だとよく耳にする一方、難しく感じる言葉でもある。科学的根拠について、言い換えれば、「これから医療を受けようとするほかの人にも"同じ結果"がどれくらい見込めるかをはかる物差し」だともいえる。

▼情報の根拠となる引用元があるか
▼引用元の研究がどれほど検証されたものか（科学的根拠の質の高い研究か）
▼研究結果・数字やデータの解釈は適切か（効果が適切に定量化されているか）

　医療情報を読むとき、著者の主張が「私はこう思う」という価値観や、「○人を診察した私の経験では」という経験談だけでは、その内容がほかにも当てはまる可能性は高いとはいえず、科学的根拠の質は低いといえる。その主張の裏付けとなる証拠として、臨床試験などの研究や論文などの根拠が示されているかを確認しよう。
　一方で、「ある研究では、○○人中□□人に効果があった」というように、一見客観的なデータが示されているように見えるものでも、科学的な根

拠が不十分な例がある。一つは、引用されている研究自体に検証が不十分な点がある場合だ。国内外で数多くの研究が行われ、さまざまな論文が書かれているため、単に論文が示されているだけでは根拠が十分あるとはいえない。ポイントの一つが、「査読プロセス」、つまり「第三者の厳しい目を通っているか」という点だ。医師や研究者などが論文を書くと、まず「学会誌」や「医学雑誌」などに投稿して審査を受ける。これは「査読」と呼ばれるもので、研究の内容に新規性はあるか、内容に矛盾がないか、提示されている課題に対して評価や実証が適切になされているか、得られた結論は妥当か、雑誌に載せるに値する研究かなどを、同じ分野の複数の専門家が確認している。そして、その査読のプロセスを経て受理されたものだけが掲載されるため、査読を受けていないものに比べて「信頼性が高い」といえる。

　もう一つは、規模の大きいランダム化比較試験（治療法などの効果を検証するために行われる臨床試験の方法で、基準を満たした対象者をランダム〔無作為〕に振り分けて評価すること）や、複数のランダム化比較試験の結果を統合的に解析して得られた結果は、「科学的根拠が高い」と考えられる。実際には科学的根拠の質は、対象とする患者や被験者の数が多ければよい、というものではなく、妥当な方法で対象集団が設定され実施されているか、データの品質や管理方法が適切か、仮説と検証方法は問題ないか、得られた結果をもとにした結論としてよいか、などのさまざまな視点で議論される。科学的に十分に検証された根拠をもとに、現時点で最もお勧めできる治療法は「標準治療」と呼ばれる。実際に多くの患者さんや健康な方に協力していただいて、方法が倫理的・科学的に問題ないかどうか、適切な手順で行われているかどうかなどの基準に沿って得られた結果をもとに、有効性と安全性が検証されている。

　理想的には、健康や医療についての介入は、厳格な審査を受ける必要がある。新しい治療や診断方法についての情報を読むときに、科学的根拠（エビデンス）が介入に対していかに厳格に得られているか読み解く必要がある。

　この指標について評価するときには、記事が医学研究について十分詳しく

記載していて、エビデンスの階層にどのように当てはまるかどうかに注目する。たとえば、動物実験なのか？観察研究なのか？小規模の安全性試験なのか？大規模のランダム化比較試験なのか？メタ解析や系統的レビューなのか？エビデンスをレビューするグループによる推奨なのか？（科学的根拠の種類によらず）根拠の質はどうか？

　すべての研究は均質とは限らない。すべてのエビデンスが完璧というわけでもない。New England Journal of Medcine や ほかの学術雑誌にある内容が確証や結論である、というわけでもない。研究でありどこかで出版されるからこそ、議論は終わりではない。自然科学が機能するやり方ではない。これこそがジャーナリストに金科玉条のように研究成果を発信するのではなく、科学的根拠を批判的に評価してほしいゆえんである。

　一方で、こうした発信の事例が存在する。
・体験談を治療効果の根拠のように記載する−使用事例の一つということではなく
・あらゆる研究が"限界"があるというのにもかかわらず、研究の限界について触れていない
・制御できないデータの解釈について注意を促していない
・研究の主要アウトカムが代替指標である場合に、そのことについて言及せず、読者に対し健康アウトカムに当てはめるときの注意点として触れていない
・学会などでなされた指摘など、限られたピアレビュー（相互評価）であることについて指摘していない
・因果関係と相関関係を混同している−観察研究の限界について説明していない
・すでに報告されている大規模でよくデザインされた研究について言及しないで、最近の研究について取り上げている

こうしたことから、以下のことを確認すべきであろう。

- その科学的根拠の"限界"は何か？
- その研究は限られた少人数を対象に行われていたか？
- その研究は短期間でしか行われていないか？長期間行われていたらどうであったか？フォローアップ（継続的な）研究はなされているか？
- その研究は本当に重要なアウトカム（転帰：病状や死亡のように）について報告しているか？あるいは検査結果やマーカー、スコアだけを報告しているに過ぎないのか？
- その情報は学会の口頭発表によるものなのか？もしそうであれば、こうした研究は予備的であると考えるべきである。ほかの専門家が十分に査読する機会を得ていないからだ。
- 動物実験や研究室での実験結果は人の健康には当てはまらないのではないか？
- その情報は、治療の害や利益についての体験談を、研究対象集団から得られた実際の数字よりも科学的根拠があるように扱っていないか？（第2章研究デザインのピラミッド構造、p.68 参照）

⑥効果の定量化：効果を適切に定量化していますか？

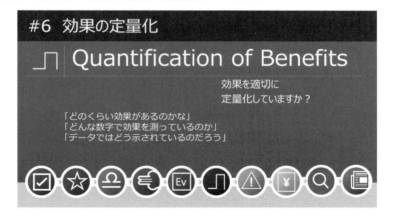

「科学的根拠」とも関わるが、得られた数字やデータを適切に解釈してい

るかという点も注意が必要だ。たとえば『8割の人に効果がある』という数字は、見方を変えれば『2割には効かない』というように、同じ客観的な事実をもとに、違う意図の情報が得られることになる。ほかにも『2倍効く』といっても、1%が2%に改善した、というのと、もともと40%だったのが80%になったというのでは、実際の患者さんが受ける印象や、医療へのインパクトも異なる。書き手だけでなく、受け手がもともと持っている考え方で、同じ数字でも受ける印象が大きく変わることもある。数字の持つ意味を適切に伝えることは簡単なことではないが、公的機関などの複数の情報源に当たったり、信頼できる情報源を調べたりしながら、その情報源が数字をどう解釈しているかなどを見比べながら、考えていただくのがとても大事なプロセスであり、医学的に難しいことで判断に迷うことは、医師や相談窓口に遠慮なく相談するのも重要だ（第2章 相対リスクと絶対リスク、p.71 参照）。

　新しい医療は、これまでに比べてより良いものであるべきものだが、情報を読んだときには、「どのくらい効果があるの？」「数字の裏付けは？」ということを知りたくなるだろう。

　新しい情報には、研究者が何を測ったのか、数字で知ることを期待したい。できれば絶対的な数字で。多くの情報ではワクワクするような治療や検査、機器や技術についての話題を扱っているが、裏付けになるような数字を示している情報はほとんど見当たらない。特に治療に関する情報にはメリットについて記載している情報ばかりで不満な点が多い。

　知見が人生に実際の変化をもたらすかどうかについて説明してあれば、とても有用であると考えている。たとえば、ある研究で、「多発性硬化症（神経難病の一つ）の機能を30%向上させる薬剤が開発された」と報告されたとする。これはどういう意味なのだろうか？どのように測ったのだろうか？多発性硬化症の患者は何を知りたいだろうか？

　また、研究では、健康の向上や生活の質（quality of life：QOL）を改善することに関するものでなく、代わりに代替アウトカムに着目しているものがある。たとえば、血液検査や腫瘍の縮小などである。こうしたエンドポイ

ント（評価の目安）は研究者（やバイオ投資家）にとって有用であるが、代替アウトカムが、生命予後の改善や延長と同義ではない。読者はそのことについて知りたいと考えている。情報が前臨床の研究である場合（マウスやサルを用いた動物実験など）、研究者はその介入のメリットが人においてもたらされることを保証するものではないことを踏まえておく必要がある。

　そして、情報の多くを患者の体験談が占めているときには、それは真の利益を代弁しているとは限らない。このことは、疑いもないほど誇張された引用、具体的にはこんな感じ"これはまさにゲームチェンジャー／革新的／根治術だ"にも当てはまる。こうした表現は、情報をバランスの悪いものにして、統計を見えにくくする。情報が過度に個人の体験談に重きを置いている場合、量的な情報を得たい読み手は批判的な考え方をすることが難しくなる。上手くいっている患者の心温まる体験談を聞いているときには、この事例が代表的なものであるかどうかを冷静に振り返って考える必要がある。

⑦弊害：弊害について、正確でバランスのとれた情報を提供していますか？

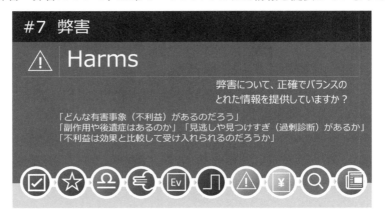

　「弊害」の項目は、副作用などのリスクを適切に情報提供しているかを確認している。

　リスクや不利益に関する情報は、それだけに目が行きがちになることがあ

る。一方で、リスクを十分伝えないで、効果だけ、よいことばかりを強調して伝えているケースもある。健康や医療について、自分自身が、理解し納得して必要な行動をとるには、バランスよく情報を得る必要がある。記述がどちらか一方に偏っていないかを確認しながら、メリットとデメリットの情報をどちらも得た上で、判断をするように心がけたい。

　すべての医療行為や健康行動は、弊害（副作用・リスク）を伴う。新しい健康や医療についての情報を得るときには、読み手は弊害についてどんなことがわかっているか知る必要がある。

　ある情報が治療や健康行動（新薬、手術、健康的な生活スタイルの変化など）や、検査や検診に関するものであったときには、臨床研究における「有害事象」のように、情報の中身にはその行為による弊害や副作用についても含んでいることが必要と考えている。

　あらゆる健康や医療上の意思決定には、こうしたトレードオフの関係が含まれている。どんな選択を行うとしても、何かを得るとともに何かを失うことになる。あらゆる健康や医療行動には潜在的な弊害や副作用、そして合併症が起こりうる（「何もしない」という選択肢も含めて）。これは簡単な血液検査や健診の検査でも同様である。こうしたことは、偽陽性や偽陰性のリスクをもたらし、それによって病気の見逃しや過剰医療、そして不安が起こりうる。

　理想的には、情報には副作用の頻度と程度について述べられていることが望ましく、主なものと頻度が少ない副作用についても言及されているとよい。ある人にとって大したことがない問題であっても、別の人にとっては深刻なものであることもあるからだ。

　前臨床の動物実験など開発早期の研究においては、（実験室のマウスや培養細胞ではなく）実際に多くの人で使用するまでは、その薬剤がどんな効果をもたらすかということについて、まずもって全くわからない、ということを改めて認識しておく必要がある。だからこそ、ジャーナリストは、その研究が日の目を見る前の段階では特に弊害についてはわからない、ということ

を踏まえておくのがよいだろう。

　可能性のあるメリットについて強調し誇張する一方で、可能性のある弊害については矮小化したり全く取り上げないという情報も少なくない。たとえばこんな例が挙げられる。

・可能性のある弊害（副作用や合併症、後遺症など）について言及していない
・可能性のある弊害について、定量化していない（頻度など）
・可能性のある弊害の程度（重症度、生活への影響など）について言及していない
・患者の生命（生活）に大きな影響のある、「軽い」副作用について説明していない
・安全だとする患者の体験談に偏っている
・研究者による「安全だと思われる」という、根拠のデータを伴わないコメントに偏っている

⑧コスト：入手・利用などに必要な費用について述べていますか？

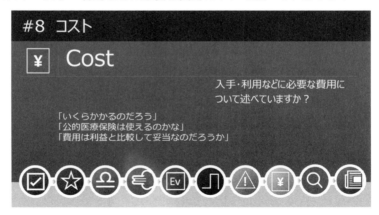

　「コスト」は、医療や薬にかかる費用について、適切に情報提供されているかを確認する項目だ。

　健康や医療について、何らかの決断をするときには、費用についての情報も大切である。この項目では、負担する費用について、記載されているかを確認している。「⑤科学的根拠」のところで述べたが、治療について考える場合、科学的に十分に検証された根拠をもとに、現時点で最もお勧めできる治療法は「標準治療」と呼ばれる。日本では、多くの標準治療には公的医療保険が適用されており、自己負担が比較的少なく質の高い医療にアクセスできるようになっている。とはいえ、高額な治療や薬剤も多く、複数の治療から選択するときには、コストも重要な側面といえる。コストについては、公的医療保険が適用されるかどうかが論点になることもある。科学的な根拠がまだ十分でないものは、臨床試験などで効果や安全性についての評価が必要である。一方「自由診療」と呼ばれ、全額自己負担で、効果や安全性について確立していない診療がなされていることがある。「高いお金を払うほどよい治療が受けられる」と思いがちだが、実際はそうではない。費用に関する記載についても注意しておく必要がある。公衆衛生に関する話題、たとえば高額な医療費負担を公的保険でまかなう場合の財源の問題や、一般市民を対象とする予防や検診、感染症に対するワクチン接種の話題においては、個人の費用負担は少ない、あるいは無償である一方で、その費用は税金などの公的資金でカバーされている。健康や医療の話題を扱うときには、こうした医療政策上の意思決定に関する情報として、社会的なコストについても言及されていることが望まれる。

　健康や医療サービスは無料ではない。新しい情報が、コストについて言及していないのであれば、患者や利用者（消費者）の役には立たない。

　「コスト」の指標では、扱っている医療のコストについて記述しているかどうかを評価している。その内容が新しい医療機器、医薬品、手術、運動ブーム、施術、ありとあらゆる療法に関するものであっても、同様である。「コストはほかの治療に比べてずっと安いのです」という情報では不十分である。"コスト"とは何か？どのくらい"安い"のか？さらに、その医療は公的保険が適用されるのか？ほかの費用負担の増加分はないのか？（心理

113

士、栄養士など、ほかの医療者、経過観察のための診察や検査など）。もし、こうしたコストについて、試算できないのであれば、少なくともそれについて言及しておく必要はある。

　開発早期の臨床試験の段階では、その時点の前臨床の研究（動物や培養細胞などを用いた実験）に、コスト負担について試算することは困難であろう。しかしながら、新しい情報であれば、少なくとも既存の代替手段について費用を参照して引用することができる。もし新たな方法がほかの代替方法と比較できるものであれば、その費用についても参照できるだろう。重要なことは、新しい医療の利益について伝えるのに早いに越したことがないというのであれば、コストについて伝えるのも早いに越したことはない。

　医療によっては、短期間ではコストがかかる一方で、長期で考えれば費用対効果が優れるものがあるということもわかっている。診療の経過において、通院や定期的検査、追加治療などの費用負担を減らすことができる場合がこれに当たる。

　こうした長期的なコストを算出することが難しい、あるいは不可能な場合には、こうしたことを踏まえた合理的な言及がなされているかどうかについて評価するようにしたい。

　医療制度は複雑なほど入り組んでおりわかりにくく、こうしたことを踏まえて情報を評価する必要がある。費用について言及があれば「満足」と判断しがちである。しかし、それだけでは不十分な場合があり、たとえば、以下の視点を組み入れて読み解いてみるとよいだろう。

・医薬品・医療機器・手術・検査の費用（医療費）
・医療やケアに関わる医療従事者の人件費、事務スタッフの人件費
・健康・医療保険や税金でまかなっている医療コスト
・患者1人あたりの自己負担額、公的医療費による償還分を合わせた医療費、さらには有病率を考慮した上での国全体の医療費
・予防や検診にかかる費用（1人あたり）と対象となる人口集団を踏まえた自治体や国全体のコスト

・治療や介護に伴う通院や入院による社会的なコスト（患者自身、家族や支
　援者の身体的・経済的・心理的な負担を含む）

⑨情報源と利益相反：情報源・研究開発の主体（研究機関・研究者など）・
資金源など、利益相反について読者が判断できるように述べていますか？

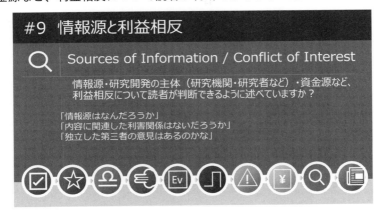

　「情報源と利益相反」の項目は、筆者にとって都合のいい情報源や、筆者
や関係者への利益誘導につながる要素について注目するポイントを見ている。
　健康や医療に関する情報を伝える場合に、内容が偏った見解や独りよがり
の主張ではなく、独立した複数の情報源から発信されているかどうかを注目
している。また、取り扱う話題に関して、内容の影響を与える可能性のある
立場や利害関係がある場合に、その内容について適切に扱っているかについ
ても重要なことだと、メディアドクター指標では考えている。
　健康・医療に関するジャーナリズムの領域は利害の衝突（利益相反）に満
ちている。新しい医療について情報を得るときには、その内容に影響する経
済的あるいはそれ以外の関係（無意識のものも含む）について、知っておく
に値する。また、読み手には、反対したり独立した第三者の専門家の意見を
聞いてみる価値がある。
　新しい治療・検査・製品・医療技術について意見を述べるときには、利害

関係がつきものである。例を挙げると、
・製薬会社によって費用支出がなされている臨床試験
・製薬会社によって雇用されていたり、賃金を得たりしている研究者
・医療機器会社のスポークスマン
・新製品を早期に使用し有用と考えている医師
・患者を探している投資家や研究者

　こうした人々は、自分たちの製品やアイデアをなるべくよいものであるように見せようとする。新しい情報は、情報源（プレスリリースや医学論文、総説、学会発表など）を明示するとともに、こうした情報源には、どの程度利害関係があるかということについて明らかにしておく必要がある（たとえば、会社の広報コンサルタントであることや、臨床試験の実施に企業からの助成金を得たこと、など）。
　こうした情報には、信頼できる独立した専門家による意見を含めるべきである（理想的には、少なくとも1人の独立した情報源が望ましい）。しかし、多くの場合は、情報源は単一であり、「仲間内」の情報が添えられる、というくらいである。
　理想的には、独立した複数の情報源によって裏付けられていることが望ましい。海外の学会や論文に比して、わが国では利益相反の開示状況について話題にのぼることは少ないが、潜在的な利益相反が研究成果や記事の内容に影響を与えている可能性があり、情報源の独立性や第三者的な視点が重要といえよう。

⑩見出しの適切性：見出しは、内容を適切にわかりやすく要約していますか？

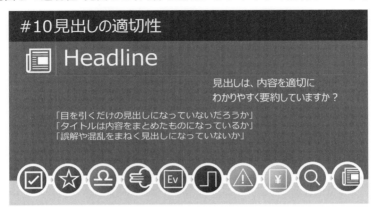

　最後の項目は、日本独自の指標で、「見出しの適切性」だ。インターネットの記事や書籍などのタイトルが、目を引く極端な内容になっていないかに注目している。

　特にネット記事については、タイトル（見出し）が極端なリスクやメリットについての記載であることがあり、本文を読まずにタイトルだけで「わかった気になってしまう」「印象を植え付けられてしまう」ことに注意が必要だ。この指標の項目では、記事本文の内容をセンセーショナルに扱うことなく、正確に表しているかどうかに着目している。見出しに書かれていることと、実際の内容が違うこともあるため、本文を確認した上で、冷静に文章の中身を読むように心がけよう。

　読み手が知りたい情報は、見出しのインパクトや印象なのではなく、その本文で書き記されている、対象になる人、効果とその程度、コストや副作用などであり、これから医療を受けたり、予防や検診などの健康行動に活用したいと考えるときには、その内容が適切に記載されている必要がある。それはタイトルでも同じことだ。

　衆目を集めたいばかりに、断定的に効果を強調したり、不利益を前面に示したりすることがあるかもしれない。インターネットで記事が配信されるこ

とが多くなると、閲覧件数や共有される回数が、時として情報の信頼性や有用性より重視されることも起こりうる。記事の評価や記者の評価につながっている場合は注意が必要で、多くの人にとって関心のある健康や医療に関する話題であればなおさらである。著名人の名前を挙げることによって、親密さや意外性をアピールする一方で、実際の記事を読んだときに受ける印象や結論とは違う感想を持つかもしれない。

　欧米の新聞やインターネットで配信されている記事は、見出しが一定の大きさと位置で揃っている。一方、日本における新聞報道では、見出しの大きさ、記事の位置、フォントの色や配置も、情報の性質を彩るメッセージの要素になっている。新聞であれば、記事の位置（一面トップ、社会面、経済面、科学欄、三面記事、など）、見出しの場所、大きさによって掲載される記事の性格や受ける側のイメージが大きく異なる。こうしたことから、2018年に作成した日本版メディアドクター指標においては、オリジナルの指標として、この「見出しの適切性」を評価指標の一つに設定した。ウェブサイトで検索される特定のキーワードや話題をきっかけに、情報へのアクセスが集中しやすい状況においては、この指標の重要性はますます重要になっていると考えている。

　ここで話題になりやすいのが、公衆衛生上の話題を扱う記事である。規制や検診、感染症対策などに関する記事は対象となる読者は対象疾患の患者にとどまらないため、客観的な事実と懸案や注意を喚起する説明、継続的な課題について、バランスよく示される必要がある。こうした点についても、読み手の誤解や混乱を招く記述はないか、どのように要点を示すべきかについて考慮すべきであろう。

　読み手の健康や医療に関する考え方に変化をもたらしうる健康や医療情報は、その内容が不正確であったり、不適切であったりバランスを伴っていないものであれば、受け手である読者（患者・市民）は誤った行動を取ってしまうことにつながる。ほかの９つの指標とともに、適切な方法で興味や関心を引き起こし、医療や生命科学の可能性と限界を理解した上で、適切な情報

の発信と伝達、そして対話が求められる。こうしたときに、10のメディアドクター指標が活用できるだろう[7]。

記事の背景を読み解く「メディアドクター指標」

メディアドクターは、単に評価するだけでなく、報道の正確さ（accuracy）・バランス（balance）・完全さ（completeness）の向上のために、「どのような書き方がよかったのか」あるいは「どうすべきだったのか」という視点を提供している。完全さ（評価の定量化、情報源の記載、研究者の利益相反への配慮）については、わが国のメディアだけでなく、研究成果を発信する側である研究者にとっても、十分留意しておくべき要素と思われる。新薬の臨床試験を含め統計学的に有意でないものは発表されにくい（パブリケーションバイアス、出版バイアス）、研究者の意向によって発表の選択を含め、内容の影響を受ける（レポーティングバイアス）ことが存在することも認識しておく必要がある。

対話による議論と合意形成

日本版メディアドクター研究会が始まった背景には、医療者とメディアの間の対話の溝が挙げられる。2000年代以降、医療報道とくに事故報道の在り方を巡って強い問題意識があったからにほかならない。死亡事例や深刻な有害事象が発生した場合、事実関係が十分解明されていない段階であっても、広く共有することで警鐘を鳴らすことは重要である。一方で、どこまでが明らかな事実なのか、どのような検証がなされたのか、その結果はどうだったのか、あるいは今後の医療や社会にどのようなインパクトを与えるのかをきちんと伝えることも、メディアに求められる要素である。患者や家族、市民に過度の不安をあおったり、病気や治療の正しい理解を妨げる情報発信は適切であるとはいえない。医療情報や研究成果を発信する医療者・研究者と、一般市民の視点でわかりやすく広く伝える役割を担うジャーナリストが、対立ではなく「より良い医療、より良い相互理解」を目指す仲間とし

て、建設的な議論と合意形成を行っていきたいと考えている。2020年初頭から国内および世界各地での流行の状況を踏まえ、「新型コロナウイルス感染症（COVID-19）に関するリスクコミュニケーション」をテーマに第12回日本ヘルスコミュニケーション学会学術集会（2020年9月）において特別シンポジウムを開催した。メディアドクター指標を織り交ぜつつ、効果的なリスクコミュニケーション、一般市民のヘルスリテラシー向上の必要性などを共有した。新たな健康や医療への脅威に対して、情報の質を吟味することの重要性が共有され、信頼できる情報をもとにした対話と相互理解の推進が重要と考えられた[8]。

 ## 医療者とジャーナリストの学びの場

「評価」というと俎上にのぼった記事や新聞社、記者の批判になると思われがちであるが、記事の構造や背景を探っていくと、情報源そのものが誤解を受けやすい内容であることが少なくない。このことは、研究者や医療者の情報発信という課題を浮き彫りにしている。特にエビデンスの質や効果の定量化についての適切な解釈と発信は、研究デザインと結果から導き出せる「根拠に基づく事実」と、考察や今後検証が必要な「推論」をどのように区別して言及すべきかを振り返るきっかけになる。また、メディアドクターの手法は、患者への説明や対話においても役立つ。たとえば、患者や家族が新聞や雑誌の切り抜きを持参して見解を求められることは少なくない。こうしたときに、10の視点を参考にすれば適切な助言が可能になる。患者の問いかけには情報やコミュニケーションの不足による不安や不満が隠れていることもあり、頭ごなしに否定したりせずに丁寧に対応していく必要がある。

 ## 情報を吟味する入り口
「5項目のメディアドクター指標簡略版」

これまでの健康や医療の話題を扱う報道の評価では、10の指標を活用し、幅広い視点から情報を吟味することが重要だと考えている。一方で、初めて

表2　メディアドクター指標簡略版
（治療、検査、医療機器、医薬品に関する記事の場合）

評価項目	説明文
①利用可能性	どのような人の利用に適しているか、正確な情報を提供しているか？
②代替性	既存の代替できる選択肢と比較しているか？
③科学的根拠	科学的根拠の質を踏まえて書かれているか？
④弊害とコスト	弊害（副作用や後遺症など）や費用について、正確でバランスのとれた情報を提供しているか？
⑤見出しの適切性	見出しは、内容を適切にわかりやすく要約しているか？

利用するときには項目が多くとっつきにくい、という声も寄せられていた。こうしたことから、特に治療や検査、医療機器などの記事を読み解くときに、比較的簡便でわかりやすく、さらにその医療を受けるかどうか考えるときに重要な視点として5項目の「メディアドクター指標簡略版」を開発し、定例会や、研修会の一部で活用している（表2）。

　10の項目を一部統合したり、省いたりしているところがあり、特に「効果の定量化」「あおり・病気づくり」「情報源と利益相反」については、確認や言及が不十分になるおそれがあるため留意が必要だ。親しみやすいかたちで関心のある健康や医療情報を吟味し、自身の行動指針に取り入れるときの参考にして、実際に情報源にアクセスしたり、背景になっている臨床研究や論文を参照し議論したりするなど、「情報の裏側」「医療と健康情報の課題と可能性」について議論する貴重な機会を提供している。

 ## メディアドクター指標を用いた「ヘルスリテラシーを学ぶ場づくり」

　学校における健康教育は、生涯を通じて自らの健康を適切に管理し改善していく資質や能力を育成することを目指して実施されている。近年、疾病構造の変化や高齢社会など、児童生徒を取り巻く社会環境や生活環境が大きく

変化してきており、学校における健康教育もそれに対応したものであること
が求められる。喫煙の防止、活動的な生活、適切な栄養摂取、対象に応じた
検診受診など、子どもたちの健康を保持増進していくためには、健康や医療
について正しく学び、自らの行動指針として取り入れていることが重要とな
る。こうした場合に健康や医療に関するリテラシー（情報を読み解く力）を
養うことは極めて重要である。メディアドクター研究会では、小学・中学・
高等学校、大学・大学院、公共図書館、あるいは保健医療専門職教育におい
て、実際の報道事例を用いて、「メディアドクター指標」で記事を読み解
き、情報を得て行動するときの課題や改善策を議論し発表することを通し
て、ヘルスリテラシーを学ぶ機会を提案し、授業や研修会で実践している。
児童生徒の持つ関心や問題意識をもとに、身近な話題について主体的に学
び、議論する場を設けることによって、「役に立つ」「参考になる」などの多
くの前向きなフィードバックを得ている[9〜12]。

施策上の意思決定に必要な視点も提供

　メディアドクターでは治療・医薬品に関する評価のほかに、検診・ワクチ
ン・感染症など、「公衆衛生上の話題を扱う記事」を評価する手法を試みて
いる。対象が健康な一般市民である場合、施策に向けた合意形成という側面
から、予想される有病率や罹患率、エビデンスの質、リスクやコストに関す
る記述について、より対象を広く設定した上での検証が必要となる。話題に
よって専門家のレクチャーや評価軸に沿ったコメントを加えることで、参加
するジャーナリストも医療者双方にとって、実践的な学びの場となってい
る。重要なことは、記事の良し悪しの議論に終始することなく、本来の目的
（より良い健康・医療報道）につなげるために、建設的なフィードバックと
提言を行い、医療者とジャーナリスト、そして一般市民にとってメリットが
得られる仕組みを構築することだと考えている。

メディアドクターの広がりと対話を深める取り組み

　記事の利用にあたってはわが国ならではの課題もある。海外の主要メディアはネットによる発信が前提になっており、メディアドクターの活動はネット上で行われ、引用や評価結果からのリンクによる参照が容易である。一方、日本の新聞は紙面での運用が基本になり、インターネット環境での記事の検索や閲覧する場合の制約事項が多い。対象となった記事の紹介や評価結果の提示を含め、どういう形でのコラボレーションが可能か、協力関係も同時に探っていかねばならない。

　メディアドクター研究会ではホームページ（http://mediadoctor.jp/）による情報発信と会員の募集、最近のトピックを扱った記事をもとに定例会を2カ月に1回開催している。医療者、研究者、ジャーナリストをはじめ関心のある方々での活動の輪を広め、妥当性を担保できる評価手法を確立するとともに、賛同者を募って評価チームを結成し、評価結果の公開を含めたより広い範囲のフィードバックを目指している。定例会では新規の参加者も積極的に発言できるよう、冒頭にこれまでの取り組みと活動の経緯を概説している。健康・医療情報のリテラシー向上に向けて、関心のある方の参加とディスカッションによって、立場を超えた協働の輪をさらに広げたいと考えている。

参考文献

1) Smith DE, Wilson AJ, Henry DA ; Media Doctor Study Group : Monitoring the quality of medical news reporting : early experience with media doctor. Med J Aust 2005 ; 183 : 190-193

2) メディアドクター研究会：http://www.mediadoctor.jp/（2022年8月16日閲覧）

3) 東京大学医療政策人材養成講座：医療を動かすための13講. 2009；医学書院.

4) Schwitzer G：How Do US Journalists Cover Treatments, Tests, Products, and Procedures? An Evaluation of 500 Stories. PLoS Med 2008；5：e95

5) HealthNewsReview.org：https://www.healthnewsreview.org/（2022年8月16日閲覧）

6) 渡邊清高：医療・健康報道を「評価する」メディアドクターとは. 情報管理 2014：57：344-347

7) 北澤京子，佐藤正惠，渡邊清高，山本美智子：薬物療法に関する新聞記事のメディアドクター評価. 医薬品情報学 2019：21：109-115

8) 渡邊清高、北澤京子、佐藤正惠、忽那賢志、武藤香織：特別シンポジウム：新型コロナウイルス感染症に関するリスクコミュニケーション. 日本ヘルスコミュニケーション学会雑誌 2021：12：30-41

9) 佐藤正惠：信頼できる医療・健康情報の吟味と図書館における提供：メディアドクター指標による医療報道の質向上の取り組み. 情報の科学と技術 2022：72：128-132

10) 佐藤正惠：病院図書室のエンベディッド・ライブラリアン‐マグネット・ライブラリーを目指して②患者・市民への医療・健康情報提供. 薬学図書館 2017：62：82-87

11) 渡邊清高：医療・健康情報の「評価」から「質の向上」に向けて：メディアドクター指標を活用した研究者・メディア・市民が一体となった取り組み. Precision Medicine 2021：4：283-288

12) 石川ひろの：保健医療専門職のためのヘルスコミュニケーション学入門. 2020：大修館書店.

【著者プロフィール】（執筆順）

佐藤 正惠（さとう まさえ）

千葉県済生会習志野病院　図書室司書

ヘルスサイエンス情報専門員。検索技術者1級。放送大学大学院（学術修士・情報学）、慶應義塾大学大学院（修士〔図書館・情報学〕）修了。

北澤 京子（きたざわ きょうこ）

医療ジャーナリスト・京都薬科大学　客員教授

著書に『患者のための医療情報収集ガイド』、訳書に『ニュースの数字をどう読むか－統計にだまされないための22章』（ともにちくま新書）など。

渡邊 清高（わたなべ きよたか）

帝京大学医学部内科学講座　腫瘍内科　病院教授

東京大学卒業。国立がん研究センターがん対策情報センターなどを経て、2014年より現職。メディアドクター研究会幹事長。

　『腫瘍内科医が教えるがんになったらすべき対策大全』（監修、扶桑社）など。

【監修者プロフィール】

大野 智（おおの さとし）

島根大学医学部附属病院　臨床研究センター　教授

1998年島根医科大学卒業。その後、金沢大学、帝京大学、大阪大学等を経て、2018年より現職。2022年より同附属病院副病院長（安全管理担当）を兼務。

【メディアドクター研究会】　http://mediadoctor.jp/
　メディアドクター研究会は、医療者、ジャーナリスト、政策立案者、患者・市民等の連携により、医療・保健情報の評価を通じて、患者・市民にとって有益な情報に関する共通認識を形成し、その質を向上させることを目的とする会です。2ヵ月に1回セミナーおよび定例会を開催しています。

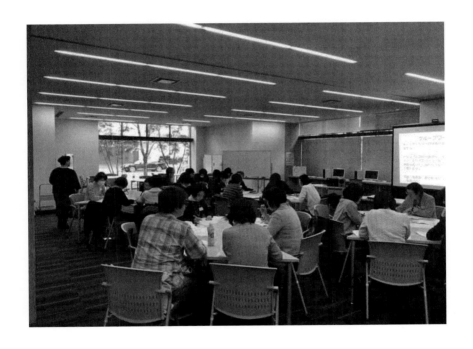

さがす・読む・伝える　はじめての医学系情報

発　行　2023 年 4 月 25 日　初版第 1 刷発行
監　修　大野　智
著　者　佐藤正惠、北澤京子、渡邊清高
発行人　渡部新太郎
発行所　株式会社日本医学出版
　　　　〒 113-0033　東京都文京区本郷 3-18-11　TY ビル 5F
電　話　03-5800-2350　FAX　03-5800-2351
印刷所　モリモト印刷株式会社